TROIS NOUVELLES ANNÉES

DE

PRATIQUE CHIRURGICALE

PAR

Le Docteur PICQUET

ANCIEN INTERNE DES HÔPITAUX DE PARIS

CHIRURGIEN A SENS (YONNE)

PARIS

G. STEINHEIL, ÉDITEUR

2, RUE CASIMIR-DELAVIGNE, 2

1911

TROIS NOUVELLES ANNÉES

DE

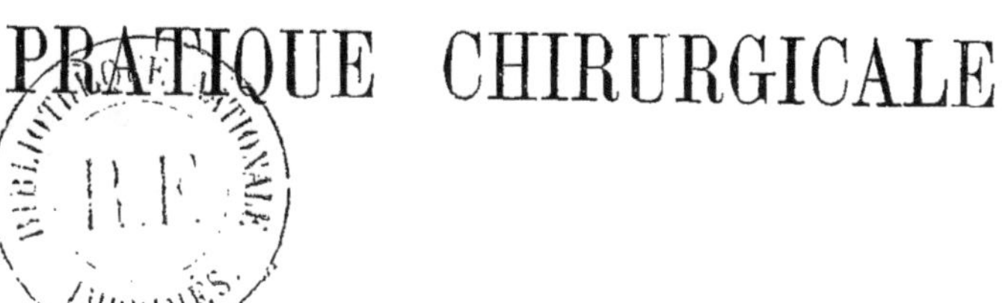

PRATIQUE CHIRURGICALE

DU MÊME AUTEUR

— Collection pelvienne suppurée ouverte spontanément dans la vessie. In Th. Gras, Paris, 1905.

— Dilatation sacciforme de la veine saphène interne (En collaboration avec Claeys). *Soc. Anat.*, 24 novembre 1905.

— Perforation de l'utérus par un cancer du col (en collaboration avec Claeys). *Soc. Anat.*, 22 décembre 1905.

— Rupture traumatique de l'artère poplitée (En collaboration avec Claeys). *Soc. Anat.*, 29 décembre 1905.

— Pièces d'autopsie d'une femme morte au début de la chloroformisation (En collaboration avec Claeys). *Soc. Anat.*, 5 janvier 1906.

— Rupture d'un kyste hydatique du foie dans la cavité péritonéale. — Cholépéritoine. — Echinococcose secondaire (En collaboration avec Claeys). *Soc. Anat.*, avril 1906.

— Les ruptures artérielles traumatiques Th. Paris, G. Steinheil, 1906.

— Thoracotomie pour hémorragie grave consécutive à une plaie du poumon par coup de couteau. In Th. de Martel, Paris, 1907.

— Deux années de pratique chirurgicale. Paris, G. Steinheil, 1908.

— Torsion intra-abdominale du grand épiploon. — Laparotomie. — Guérison. *Soc. Anat.*, 1er juillet 1910.

— Deux cas de hernie crurale étranglée traités par hernio-laparotomie. — Résection intestinale. — Guérison. *Soc. méd. de l'Yonne*, 7 juillet 1910.

— Fracture malléolaire avec ouverture de l'articulation. — Emphysème sous-cutané très étendu. — Drainage. — Guérison. *Soc. méd. de l'Yonne*, 7 juillet 1910.

— Les résultats du traitement chirurgical de l'appendicite. *Soc. méd. d l'Yonne*, février 1911.

— Prostatectomie transvésicale pratiquée d'urgence chez un vieillard de 76 ans. — Guérison. *Soc. méd. de l'Yonne*, mai 1911.

— Extirpation d'un ancien anévrysme poplité guéri vingt-cinq ans auparavant par compression indirecte. *Soc. Anat.*, juin 1911.

— Tumeur de la parotide compliquée de paralysie faciale. — Extirpation de la tumeur. — Suture du nerf. *Soc. Anat.*, juin 1911.

TROIS NOUVELLES ANNÉES

DE

PRATIQUE CHIRURGICALE

PAR

Le Docteur PICQUET

ANCIEN INTERNE DES HÔPITAUX DE PARIS
CHIRURGIEN A SENS (YONNE)

PARIS

G. STEINHEIL, ÉDITEUR

2, RUE CASIMIR-DELAVIGNE, 2

1911

INTRODUCTION

Trois nouvelles années se sont écoulées depuis la publication de ma première statistique ; ma pratique est restée la même dans ses grandes lignes ; j'y ai introduit seulement quelques modifications de détail.

D'août 1908 à août 1911 j'ai pu faire *au domicile* même de mes malades 888 nouvelles opérations qui, ajoutées aux 550 interventions précédentes, forment un chiffre suffisamment imposant pour entraîner cette conviction que l'opération hors l'hôpital ou la maison de santé ne soulève pas ces difficultés insurmontables devant lesquelles reculent la plupart des chirurgiens. J'ajouterai que les succès de ma pratique sont assez nombreux pour démontrer que l'opération au domicile du malade ne présente pas tous les dangers qu'on se plaît à lui reconnaître. Je dirai donc volontiers, comme M. Broca, qu'avec des précautions on peut opérer à peu près n'importe quoi et n'importe où.

Durant ces dernières années l'opération chez le malade a fait des progrès surtout en province et à la campagne. A Paris même elle est devenue plus fréquente ; et certaines grandes maisons de stérilisation se sont fait une spécialité d'installer chez leurs clients des salles d'opération presque aussi confortables que celles des hôpitaux.

Malgré tout, il faut convenir qu'on opère encore très peu au domicile même des malades. Le Congrès de chirurgie de 1909 ne s'est pas montré favorable à cette pratique ; et il semble bien que Pauchet se soit fait l'interprète de l'assemblée quand il affirmait que l'hospitalisation est nécessaire pour tous les opérés. « Il semble inutile d'ailleurs, ajoutait-il, de discuter aujourd'hui cette question qui doit être considérée comme résolue. Elle est résolue en effet pour les opérations réglées. Il est rare qu'un chirurgien de profession consente à opérer à domicile un malade encore transportable..... L'hospitalisation pour les cas d'urgence est plus discutable au premier abord. Il est encore admis par quelques chirurgiens que l'opération d'urgence doit être faite sur place. C'est là une grave erreur. » Les orateurs qui ont pris la parole sur le même sujet, Paul Delbet en particulier, ont soutenu des idées semblables. D'après eux le malade opéré chez lui est nécessairement opéré dans de mauvaises conditions. Il est d'abord mal examiné et mal préparé. Ensuite la chambre où il sera opéré ne se trouvera jamais dans l'état de propreté parfaite qui est nécessaire. L'éclairage sera souvent très insuffisant. Le chauffage sera défectueux parce que presque toujours à feu nu. Si complet que soit le matériel transporté chez ce malade, un instrument, un accessoire quelconque pourra faire défaut au moment même où une complication imprévue le rendra plus indispensable. Enfin et surtout, le malade après l'opération, abandonné par le chirurgien, sera mal suivi et mal soigné. Le médecin traitant a en effet des occupations trop nombreuses pour qu'il lui soit possible de consacrer à l'opéré tout le temps nécessaire. D'autre part, il lui arrive trop rarement d'être l'auxiliaire du chirurgien pour qu'il puisse se substituer à lui, et posséder toute la compétence que suppose un pareil rôle. Quant à l'entourage du malade, tout en reconnaissant qu'il est prêt à tous les dévouements, il faut convenir que son ignorance lui interdit de donner correctement les soins même très élémentaires.

La plupart de ces objections n'ont qu'une valeur relative ;

seule la dernière mérite d'être prise en très sérieuse considération. Il est indiscutable que le succès d'une intervention dépend pour une grande part de la manière dont sont donnés les soins post-opératoires. Je n'ai perdu qu'un petit nombre de malades opérés de laparotomie, mais je suis certain que j'en aurais perdu moins encore, si je les avais eus tous sous la main. En chirurgie abdominale nous ne sommes jamais sûrs qu'un malade guérira sans accidents, même quand l'acte opératoire proprement dit a été exécuté d'une manière irréprochable. S'il survient des complications, elles doivent être traitées énergiquement à leur début au moyen d'un ensemble de soins que je décrirai plus loin. J'ai réussi ainsi à sauver des opérés dont la situation semblait très compromise; et j'ai la conviction que d'autres auraient pu échapper aux accidents qui les ont emportés, si j'avais pu les suivre de près et leur donner à temps les soins spéciaux que nécessitait leur état.

Mais alors même que les suites sont normales, les soins post-opératoires peuvent être très délicats et exiger de la part du médecin une instruction spéciale, un matériel approprié qu'il ne possède pas nécessairement.

J'ai vu beaucoup de mes confrères et des meilleurs, fort embarrassés pour retirer un drain ou des mèches après une laparotomie. Ils craignaient avec raison de n'avoir pas toute l'habileté nécessaire pour mener à bien, et sans commettre aucune faute, cette petite opération qui exige une certaine expérience. Ils se défiaient de leurs mains souvent souillées par les contacts que leur impose la pratique courante, de leurs instruments qu'ils ne peuvent pas réserver aux seuls malades aseptiques, de leurs objets de pansement dont la stérilisation leur paraît souvent douteuse. J'ai vu tel autre de mes confrères pourtant très actif, fatigué jusqu'au découragement par tous les pansements qu'il fallait faire à un vieux prostatectomisé ;

tout son temps se trouvait absorbé par cet opéré, et il se voyait contraint de négliger le reste de sa clientèle. J'ai vu enfin quelques malades qui avaient subi des opérations graves sur les os ou sur les jointures, condamnés finalement à une amputation parce qu'ils n'avaient pas pu être pansés assez souvent, ni avec assez de soins.

Sans doute ces cas malheureux sont l'exception et, tout compte fait, les résultats de notre pratique de campagne sont assez comparables à ceux que peut obtenir un grand service de chirurgie parisien. Néanmoins si faible que soit le nombre des échecs que nous devons imputer à l'opération au domicile des malades, ils existent ; et c'est pour en éviter le retour que j'ai dû me décider après cinq ans de pratique à faire aménager une maison de santé munie de tout le confort chirurgical désirable.

Cette maison n'est pas destinée à recevoir sans exception tous les malades qui ont besoin d'être opérés. Je demeure persuadé en effet qu'un très grand nombre d'entre eux peuvent être parfaitement soignés chez eux, et qu'ils y trouveront réunies, pour peu que nous nous en donnions la peine, toutes les conditions nécessaires au succès de l'opération qu'ils doivent y subir. C'est ainsi que je n'hésiterai jamais à pratiquer à domicile une cure de fistule anale ou d'hémorroïdes, une castration, un curettage, une périnéorraphie, une cure radicale de hernie, une ablation de sein, une amputation, une appendicectomie, une laparotomie pour kyste de l'ovaire. Mais je ferai tous mes efforts pour diriger sur la clinique les malades qui doivent subir une résection articulaire, une suture osseuse, une intervention importante sur les viscères abdominaux : gastro-entérostomie, cholédocotomie, hystérectomie, néphrectomie, prostatectomie.

Ces réserves qui me sont inspirées par la prudence et par

le désir de mieux faire laissent donc en somme la part très large à l'opération hors l'hôpital et la maison de santé. Je suis bien certain d'ailleurs que la plupart des chirurgiens trouveraient que cette part est beaucoup trop grande encore et m'accuseraient quand même de témérité. D'où vient la répugnance qu'ils éprouvent en si grand nombre pour l'opération faite au domicile même du malade?

Je crois tout simplement qu'ils ne l'aiment pas, parce qu'ils ne l'ont pas suffisamment pratiquée.

Il est incontestable qu'on n'improvise pas cette chirurgie très spéciale et relativement difficile, qui nécessite un entraînement considérable et un outillage très perfectionné. S'il arrive par hasard à un chirurgien, qui n'est jamais sorti de son hôpital ou de sa maison de santé, d'être obligé par les circonstances à opérer un malade chez lui, il se trouvera aux prises avec toutes sortes de difficultés imprévues qui rendront sa tâche très pénible, et il sortira de l'aventure absolument convaincu que l'opération sur place est à peu près impraticable, et qu'on ne peut pas l'entreprendre sans faire preuve d'une imprudence coupable.

Depuis cinq ans tous mes efforts ont tendu précisément à l'organisation méthodique de l'opération à domicile.

Je n'ose pas dire que je sois arrivé à la perfection, mais je crois pourtant avoir réalisé des progrès suffisants pour pouvoir offrir à nos malades toutes les garanties qu'ils sont en droit d'exiger.

J'ai déjà décrit ma pratique il y a trois ans. Je vais la résumer en quelques lignes en insistant sur les modifications qui y ont été introduites.

PRATIQUE CHIRURGICALE

Je passerai successivement en revue le *milieu* dans lequel j'opère, le *matériel* que j'utilise, les *aides* dont je me sers, et enfin la manière dont j'assure les *soins ante et post-opératoires*.

I

La question du *milieu* est, je le répète, d'une importance tout à fait secondaire. L'infection du champ opératoire se produit non par l'air, mais par les mains du chirurgien, les instruments et les objets de pansement. D'ailleurs si nous ne pouvions pas opérer avec sécurité dans l'atmosphère, il faudrait que nous redoutions bien plus les salles d'opération des grandes villes toujours plus ou moins souillées par le passage successif des malades, que nos grandes chambres de campagne claires et nues, où l'air arrive largement à l'état de pureté et ne court que bien peu de risques d'être contaminé.

La préparation du milieu où doit avoir lieu l'intervention se réduit à un déménagement, suivi du nettoyage et au besoin du chauffage de la pièce.

Si l'opération a été décidée plusieurs jours à l'avance, je fais enlever tous les meubles, les tableaux, les tapis, les rideaux, les tentures D'ordinaire un lit garni de draps propres est poussé dans un coin de la pièce pour recevoir le malade après l'opération. On laisse en outre dans la chambre deux ou trois tables rectangulaires pour disposer les cuvettes et les instruments, une chaise pour le chloroformisateur, quelques récipients pour jeter l'eau sale. — (S'il s'agit au contraire d'une opération d'urgence, j'évite de déplacer les meubles et les tapis pour ne pas soulever de poussière). — Le nettoyage est commencé plusieurs jours à l'avance et répété un certain nombre de fois. Le plancher est lavé à l'eau de Javel ; les murs sont essuyés avec un linge humide. Dans les cas, fréquents à la campagne, où le plafond risque de laisser tomber des débris de toutes sortes, je fais clouer un drap au-dessus de l'emplacement de la table.

La chambre enfin est chauffée de manière que la température atteigne au moins 25° ; un grand feu clair soigneusement entretenu dans une cheminée tirant bien, et fraîchement ramonée, donne une chaleur toujours suffisante. La nuit je fais réunir toutes les lampes de la maison et au besoin celles des voisins, et j'obtiens ainsi un éclairage qui répond à tous nos besoins.

II

La question du *matériel* est beaucoup plus importante, et c'est elle surtout que j'ai essayé de perfectionner.

Je transporte bien entendu chez le malade non seulement les instruments, les gants, les objets de pansement, les fils à ligature, mais aussi la table pliante, les cuvettes en tôle émaillée avec et sans poignées, l'eau stérilisée à l'autoclave renfermée dans des bidons hermétiquement clos.

La stérilisation des instruments et des objets de pansement doit être pratiquée *à l'avance* et *se maintenir absolue pendant le transport des boîtes au domicile du malade.* Il y a là de grosses difficultés à vaincre que j'ai surmontées de la manière suivante.

1°. — Stérilisation des objets de pansement. — Parmi tous les procédés de stérilisation utilisés en chirurgie il n'y en a qu'un qui soit à l'abri de toute critique, c'est la stérilisation par la vapeur d'eau au moyen de l'autoclave (1).

Le seul reproche qu'on puisse faire à cette méthode c'est de mouiller les pansements. Or si les compresses qui servent au cours de l'opération à essuyer la plaie peuvent sans inconvénient être humides, au contraire celles qui doivent servir au pansement doivent être absolument sèches, ainsi que l'ouate qui les recouvre ; faute de quoi le pansement perd ses deux qualités fondamentales : il n'est plus capable d'assécher la plaie, c'est-à-dire d'enlever les milieux de culture favorables au développement des microbes ; il ne peut plus jouer son rôle de barrière protectrice contre les germes venus du dehors.

D'autre part l'humidité du matériel chirurgical rend impossible sa conservation à l'état aseptique, puisqu'elle favorise la pénétration et la pullulation des micro-organismes apportés par l'air. La *dessiccation des objets de pansement apparaît donc comme une nécessité.* De nombreux procédés ont été imaginés pour l'obtenir ; j'ai adopté celui de M. Bellanger. Il consiste une fois la stérilisation terminée à refroidir brusquement la paroi de la chaudière au moyen d'un serpentin à circulation d'eau froide. Il se produit à l'intérieur de l'autoclave un vide brusque qui oblige la vapeur saturant les objets de pansement à venir se condenser rapidement sur la paroi froide. Grâce à une cloison antiradiante le refroidissement n'agit pas sur les boîtes à pansements, de telle sorte que ceux-ci sont complètement desséchés.

Cette dessiccation est particulièrement importante pour moi qui transporte mes boîtes à grande distance, au milieu du nuage

(1) Baudouin, *Essai critique sur la stérilisation du matériel chirurgical.* Paris, 1906, G. Steinheil, éditeur.

de poussière soulevé par l'automobile. L'ouate qui recouvre l'orifice des boîtes étant absolument sèche, forme en effet un filtre parfait, qui défend absolument l'accès du milieu stérilisé aux germes contenus dans l'air.

2°. — STÉRILISATION DES INSTRUMENTS. — Pendant deux ans j'ai stérilisé les instruments par le procédé de chauffage dans l'étuve à air chaud de Poupinel. Je pense aujourd'hui comme beaucoup de chirurgiens qu'il s'agit là d'un procédé très imparfait. On ne sait jamais exactement la température à laquelle sont portés les instruments, ni le temps durant lequel ils y sont exposés. D'autre part les coups de feu sont fréquents, ils détrempent les instruments, émoussent les tranchants et les pointes. Enfin les oxydations du métal ne sont pas rares.

Pour éviter ces inconvénients, j'ai délaissé le Poupinel et je me suis mis à stériliser les instruments à l'autoclave. Mais si ce procédé donne une sécurité absolue au point de vue de l'asepsie, il n'est pas non plus sans inconvénients. Il détériore en effet très rapidement les instruments. Cette détérioration est due à la présence de l'air et de la vapeur d'eau qui se trouvent simultanément, à une température assez élevée, au contact des instruments. Ce contact se produit au début de la stérilisation quand l'air n'est pas encore chassé, et à la fin quand l'air rentre dans l'appareil.

Pour remédier en partie à ce grave défaut j'avais pris l'habitude d'enrouler les instruments dans d'épaisses compresses imbibées d'une solution concentrée de borate de soude avant de les placer dans l'autoclave. Je dois dire que les résultats étaient excellents, mais les manœuvres étaient un peu compliquées. Aussi j'ai adopté tout récemment le procédé de M. Bellanger décrit par M. Quénu à la Société de chirurgie (1). Ce procédé est le suivant.

(1) QUÉNU, *Bulletin et Mémoires de la Société de chirurgie*, 27 juillet 1909.

Les instruments sont placés dans une boîte munie d'un couvercle emboîtant, comportant une fermeture à étoupage d'ouate. Le couvercle pendant la stérilisation est légèrement surélevé. Un tuyau qui traverse la paroi de l'autoclave permet de conduire à l'intérieur de la boîte à instruments une solution de borate de soude contenue dans un réservoir voisin de l'autoclave. Les instruments sont complètement immergés dans cette solution, c'est-à-dire protégés du contact de l'air. Ils sont alors stérilisés par le procédé ordinaire, en prenant soin que l'appareil soit bien purgé d'air par une chasse de vapeur prolongée. Quand la stérilisation est terminée, il suffit d'ouvrir le robinet de commande du tuyau à borate de soude pour que la pression de la vapeur enfermée dans l'autoclave refoule la solution vers son réservoir. Les instruments se trouvent alors dans un milieu exclusivement rempli de vapeur, sans traces d'air ; ils ne peuvent donc pas s'oxyder. On condense alors la vapeur suivant le procédé déjà décrit. L'humidité contenue dans la boîte s'évapore complètement ; et quand la dessiccation est parfaite, on peut laisser rentrer l'air dans l'autoclave à travers un filtre d'ouate. A aucun moment les instruments ne se sont trouvés *à la fois* en contact avec la vapeur d'eau et avec l'air. Ils sortent de leur boîte secs et parfaitement brillants

L'autoclave Bellanger permet de stériliser en même temps les instruments et les objets de pansement. La stérilisation des uns et des autres est parfaite, et grâce à la dessiccation et à la fermeture à étoupage d'ouate, la conservation de l'état aseptique est indéfinie.

Ces avantages m'ont paru si précieux que je n'ai pas hésité à remplacer tout mon matériel pour adopter les appareils de M. Bellanger.

3°.— LA STÉRILISATION DES GANTS présente quelques difficultés. Le procédé le plus simple et le plus employé consiste à les faire bouillir. Les gants sont immergés dans un grand récipient analogue à ceux qui ont été imaginés par Chaput. On s'assure qu'ils ne contiennent pas d'air pour qu'ils n'aient pas tendance à flotter, et on les attache avec un ruban sur un support placé au fond du récipient. Mais ainsi stérilisés les gants sont humides, et pour les raisons que j'exposais plus haut ils ne sont plus transportables. Voici comment je procède. Après chaque opération, les gants sont bien lavés, puis bouillis dans une solution de borate de soude à 1 p. 100. Ils sont laissés alors dans le récipient bien fermé jusqu'à la prochaine stérilisation. Le moment venu de s'en servir à nouveau, ils sont bouillis une seconde fois pendant une demi-heure ; ils sont soigneusement égouttés, puis suspendus dans une boîte spéciale que j'ai fait construire par Lequeux. Ils sont alors stérilisés à l'autoclave avec les autres objets de pansement. Extérieurement ils sont parfaitement secs ; intérieurement ils conservent une légère humidité, ce qui est sans importance. La couche d'ouate cardée qui occupe le fond et la partie supérieure de la boîte, se trouve parfaitement desséchée et s'oppose par conséquent au passage des germes venus du dehors.

4°. — TRANSPORT DU MATÉRIEL AU DOMICILE DU MALADE. — Le transport s'effectue simplement au moyen de l'automobile ; mais il exige certaines précautions pour éviter la pénétration de la poussière. Toutes les boîtes métalliques sont placées dans de petites malles que j'ai fait construire spécialement. Leur couvercle comporte une fermeture à pression sur un joint de caoutchouc qui est absolument hermétique. Ces malles sont en outre enfermées dans le coffre de l'automobile qui est construit d'une manière semblable. Les parois intérieures sont recouvertes de feuilles de zinc toutes soudées les unes aux autres, pour ne pas laisser entre elles la moindre fissure. Le couvercle également blindé peut être exactement et fortement appliqué sur un joint de caoutchouc par plusieurs écrous. Il est impossible que la poussière pénètre jusqu'aux boîtes.

La table pliante est transportée dans un grand panier entouré d'une housse, que quatre courroies attachent sur le coffre de l'automobile.

5°. — DISPOSITION DE LA CHAMBRE D'OPÉRATION. — Avec quelques instructions la famille du malade est parfaitement capable d'installer cette chambre. Le déménagement, le nettoyage, le chauffage sont de sa compétence. L'entourage se charge également de se procurer les produits pharmaceutiques nécessaires : chloroforme, éther, alcool, teinture d'iode, eau oxygénée, sérum artificiel, ampoules pour injections hypodermiques, et différents objets qui se trouvent partout dans le commerce : bandage de flanelle, pain de savon blanc, alcool à brûler, bandes de toile et épingles. Enfin j'obtiens sans difficulté qu'on me fasse bouillir correctement de l'eau, en recommandant qu'on maintienne cette eau pendant une demi-heure sur le feu à partir du moment où elle bout, et qu'on la laisse ensuite refroidir dans le récipient même où elle a bouilli.

Je trouve sur place autant de draps et de serviettes que je peux en avoir besoin.

Aussitôt arrivé chez le malade, je fais monter la table par mon infirmier. Les cuvettes sont rangées sur l'une des tables ; les unes munies de poignées servent au savonnage des mains dans l'eau chaude rigoureusement stérile puisée dans les bidons ; il suffit préalablement de flamber ces cuvettes, ce qui est facile grâce à la poignée dont elles sont munies. Les autres, sans poignées, ont été stérilisées à l'autoclave et transportées dans une boîte hermétiquement close ; elles sont destinées à l'eau de rinçage et aux solutions antiseptiques.

Les instruments, les boîtes à compresses et à champs sont rangés sur une autre table. Quand les mains sont lavées, quand le champ opératoire est désinfecté, mes aides et moi nous mettons nos gants, nos plastrons de toile stérilisés et nous sommes prêts à commencer l'opération dans les meilleures conditions d'asepsie.

III

Les AIDES ne sont jamais plus de trois : l'aide direct qui prend part à l'acte opératoire, essuie la plaie, tient les écarteurs, passe les fils ; — l'anesthésiste qui manie l'appareil à chloroforme de Ricard, ou l'appareil à éther d'Ombredanne ; — l'infirmier qui installe le matériel opératoire, fait le service pendant l'intervention, transporte le malade. Des trois, l'aide direct est de beaucoup le moins important ; j'ai appris en effet à exécuter seul la plupart des opérations ; je perds quelques minutes, mais je n'éprouve pas en général de difficultés bien sérieuses. L'anesthésiste au contraire a un rôle capital, et j'avoue que l'obligation où je me trouve d'en changer constamment est un défaut de l'opération à domicile, telle que je la pratique.

L'anesthésie compte en effet beaucoup dans le résultat définitif, surtout en matière de chirurgie abdominale. Une malade qui dort bien est opérée simplement et avec beaucoup de sécurité ; une malade qui respire péniblement, qui se défend, qui fait des efforts de vomissement, qui chasse son intestin hors son ventre, impose au chirurgien une tâche très pénible et se trouve vouée presque fatalement à l'infection.

L'idéal pour un chirurgien serait d'avoir toujours à sa disposition le même anesthésiste expérimenté, au courant de ses habitudes ; j'en ai parfois senti assez durement la privation.

IV

La PRÉPARATION de l'opéré, les SOINS qui lui sont nécessaires APRÈS l'intervention, méritent toute l'attention du chirurgien. J'avais trop peu insisté sur ce chapitre dans ma première statistique ; l'expérience m'a démontré qu'il s'agissait là d'une question capitale. D'ailleurs le Congrès de chirurgie de 1909 en a souligné toute l'importance en la mettant à l'ordre du jour d'une séance. Des ouvrages ont été écrits sur ce même sujet, en Allemagne par le Dr Reicher (de Chemnitz), en France par S. Mercadé. Je résumerai en quelques pages les notions qui me paraissent essentielles ; elles intéressent non seulement le chirurgien, mais aussi le médecin qui a la lourde charge du malade avant et après l'opération.

SOINS PRÉ-OPÉRATOIRES. — Avant d'opérer, le chirurgien doit s'assurer si toutes les fonctions se trouvent dans un état normal. Il remédiera dans la mesure du possible aux troubles qu'il aura constatés. Il s'efforcera de mettre son malade dans des conditions telles que sa résistance se trouve portée au maximum.

Un examen médical complet s'impose donc ; tous les organes devront être successivement explorés. Je crois néanmoins qu'on peut négliger tout le luxe de recherches et de précautions imposées par certains chirurgiens, recherches compliquées, difficiles à bien exécuter et à bien interpréter, qui échappent à la clinique et relèvent du laboratoire : détermination de la coagulabilité et de la viscosité du sang, numérations globulaires, enregistrement graphique du pouls, sphygmo-manométrie, dosages urinaires complexes, etc.

En pratique quand une indication opératoire se pose bien

nettement, je me contente d'un examen clinique qui porte sur les grands appareils et en particulier sur les poumons et sur le cœur, et d'une analyse d'urine consistant simplement à rechercher le sucre et l'albumine. S'il n'y a pas de tare organique constituant une contre-indication formelle, l'opération est décidée.

La préparation est plus ou moins complète, plus ou moins longue, suivant l'état du malade et l'importance de l'intervention.

Pour simplifier, je prendrai comme exemple la préparation d'une laparotomie pratiquée chez un sujet dont les principaux organes semblent suffisants.

1° Il sera mis au *repos* (sans l'aliter) pendant une semaine au minimum, pour lui permettre d'effectuer les réserves dans lesquelles il pourra ensuite puiser utilement.

2° Il sera débarrassé de tous les produits toxiques qui encombrent son organisme au moyen de *purgatifs* et de *diurétiques*. Le meilleur des purgatifs me paraît être l'huile de ricin, donnée par petites doses, dix à quinze grammes, répétées deux ou trois fois ; elle ne produit pas de déshydratation et elle ne fatigue pas le tube digestif. La dernière dose sera prise l'avant-veille de l'opération pour que l'intestin ait le temps de se reposer. Un lavement évacuateur pourra être prescrit la veille au soir.

3° L'*alimentation* devra posséder une valeur nutritive importante pour que le futur opéré conserve et même augmente ses forces ; mais il conviendra d'en écarter soigneusement tout ce qui peut laisser des déchets nuisibles, produire des fermentations putrides, former des fèces volumineuses.

Les albuminoïdes, la viande, les œufs, *le lait lui-même* devront être donnés en quantité très modérée. Le malade se nourrira surtout de potages légers au bouillon de légumes, de bouillies, de purées de légumes, de pâtes, de fruits crus très mûrs ou de fruits cuits très sucrés. Les boissons seront abondantes, eau de source sans vin, infusions diurétiques. L'alimentation sera continuée jusqu'à la veille au soir de l'opération. La diète absolue de vingt-quatre ou trente-six heures souvent conseillée, doit être regardée comme très préjudiciable parce qu'elle amoindrit notablement la résistance de l'opéré, et c'est pour cette raison que fréquemment je fais prendre dans la nuit qui précède l'intervention une tasse de thé bien sucrée, additionnée d'un peu d'alcool.

Il est prudent enfin de désinfecter l'intestin en donnant pendant quelques jours des comprimés de ferments lactiques.

4° J'ai longtemps considéré comme une bonne précaution d'injecter au malade trente-six heures avant l'opération vingt centimètres cubes d'une solution pure de nucléinate de soude à 1 0/0 suivant la méthode de Mikulicz. D'après MM. Tuffier et Mauté cette injection produirait dans tous les cas une hypo-leucocytose passagère suivie d'une hyperleucocytose considérable huit heures environ après l'injection. Cliniquement il ne m'a pas semblé que l'injection préventive de nucléinate de soude améliorât sensiblement les résultats opératoires ; aussi pour éviter aux malades les réactions locales et générales souvent très pénibles qui suivent l'emploi du nucléinate, j'ai complètement renoncé à son usage. Von Eiselsberg a réalisé à sa clinique une expérience très instructive. Il lui avait semblé que l'emploi prophylactique de l'acide nucléinique avait eu une action heureuse pour toute une série d'opérations. Il institua alors une véritable contre-épreuve en supprimant à sa clinique, depuis mai 1909, les injections nucléiniques. La mortalité opératoire non seulement n'augmenta pas, mais Von Eiselsberg eut une série particulièrement bonne dans les mois qui suivirent (1). La question me paraît donc jugée. Néanmoins il convient de signaler un avantage de la méthode de Mikulicz sur lequel de Paoli a insisté devant le Congrès de Chirurgie d'octobre 1910. Si l'injection de nucléinate donne une réaction générale peu marquée, accompagnée d'une hyperleucocytose considérable, on peut conclure que le malade est résistant et l'opérer sans crainte. Au contraire si la réaction générale est intense avec nausées, frissons, fièvre violente, tendance au collapsus, sans hyperleucocytose, on peut admettre qu'il s'agit d'un malade très affaibli,et, à moins d'urgence,on doit remettre l'intervention. J'ai constaté moi-même l'exactitude de la remarque de Paoli.

5° La toilette du malade sera commencée plusieurs jours à l'avance. Toutes les muqueuses accessibles seront désinfectées. La bouche en particulier sera l'objet de soins attentifs, brossage répété des dents, gargarismes à l'eau oxygénée, attouchements des gencives à la teinture d'iode.

La veille de l'opération le malade sera rasé, puis baigné. La peau sera savonnée, frottée à l'alcool et recouverte d'un pansement sec aseptique.

Immédiatement avant l'opération on appliquera *à sec* une couche de teinture d'iode. Les recherches récentes de MM. Walther et Touraine (2) ont montré toute la valeur de cette méthode. Au bout de 5 minutes j'enlève cette couche d'iode au moyen d'un savonnage rapide, suivi d'une friction à l'alcool et à l'éther.

6° Certains états pathologiques nécessitent une préparation

---

(1) Aschner et von Graff, Contribution clinique et expérimentale à l'étude du traitement préparatoire à la laparotomie par les injections sous-cutanées d'acide nucléinique (*Mitteilungen den grenzgebieten der Medizin und Chirurgie*, t. XXII, fasc. 1, 1910).

(2) *Bulletin et Mémoires de la Société de chirurgie*, 1909, p. 346 et 394.

un peu plus longue. Les obèses seront soumis à une cure d'a-
maigrissement prolongée. Les artério-scléreux suivront un
régime végétarien pendant quelques semaines ; ils prendront
des purgatifs répétés, des diurétiques, de l'iodure de potas-
tassium. Les anémiques recevront des injections de plasma de
Quinton, etc.

SOINS POST-OPÉRATOIRES. — Les complications sont toujours
possibles même après une opération exécutée d'une manière
irréprochable. Je les diviserai en complications *immédiates*,
précoces, tardives.

Les complications *immédiates* sont la *syncope*, le *choc*, l'*hémorragie*, les *vomissements*, les *douleurs*.

Les trois premières doivent être rares : je n'ai jamais observé
ni syncope, ni hémorragie, et je n'ai eu que trois malades cho-
qués. Les *vomissements* et les *douleurs* surviennent dans les
suites opératoires même les plus normales.

La conduite à tenir est la suivante : aussitôt après l'intervention, l'opéré sera étendu tout à plat dans son lit, et on le ré-
chauffera au moyen de linges chauds et de boules d'eau chaude, en insistant auprès de l'entourage sur les précautions à
prendre pour éviter les brûlures. La tête sera relevée au bout
de quelques heures dès que la face aura repris sa coloration
normale. Le malade sera surveillé de près jusqu'à son réveil.
Le médecin profitera de cette surveillance pour faire les injections sous-cutanées qui pourraient être indiquées, huile camphrée, spartéine, sérum de Hayem additionné au besoin de
cinq gouttes de solution d'adrénaline au millième pour un
litre, s'il y a du choc. Avant de quitter l'opéré, le médecin indiquera à la personne chargée de le garder les soins à donner
jusqu'à sa prochaine visite. Ces prescriptions ne sont d'ail-

leurs ni nombreuses, ni compliquées : tourner la tête sur le côté, si des vomissements surviennent ; ne faire absorber ni liquide, ni solide ; glisser le bassin plat si le besoin d'uriner se fait sentir.

Le médecin reviendra dans la soirée. Il examinera le pansement, prendra le pouls et la température, et, si les douleurs sont vives, pratiquera une injection sous-cutanée de un centigramme de morphine. Cette piqûre permettra au malade de reposer quelques heures et de se remettre ainsi plus facilement de l'épuisement nerveux qui existe toujours. Au besoin les injections d'huile camphrée, de spartéine, de sérum seront renouvelées. La vessie sera cathétérisée si l'urine n'a pas été émise spontanément. Il conviendra d'ailleurs de pratiquer ce cathétérisme aussi tardivement que possible, car il est bien préférable que l'opéré urine de lui-même. Si les vomissements ne se sont pas produits, on commencera au bout de six ou huit heures à donner toutes les heures une cuillerée à soupe d'eau de Vichy froide. Pour éviter la déshydratation de l'organisme, il importe que l'opéré boive le plus et le plus tôt possible. S'il ne peut pas boire, il faudra lui faire prendre du sérum par le rectum ou par la voie sous-cutanée. Grâce au liquide absorbé, les sécrétions glandulaires, et en particulier l'importante sécrétion rénale, se trouvent augmentées ; la tension artérielle ne s'abaisse pas ; le sang subit un véritable lavage qui dilue les toxines et facilite leur élimination.

Dès le second jour le bouillon de légumes froid sera prescrit par verres à bordeaux toutes les heures. Le troisième jour on commencera à faire prendre du lait froid coupé d'eau de Vichy.

Les *complications précoces* relèvent soit de l'*intoxication* due à l'*anesthésique*, soit de l'*infection*.

Les phénomènes toxiques graves produits par la narcose sont rares. La plupart des accidents qu'on range complaisamment sous cette rubrique sont d'origine infectieuse.

A la suite de plus de douze cents anesthésies je n'ai observé qu'une seule fois des troubles sérieux qu'on peut attribuer avec quelque vraisemblance à l'intoxication chloroformique.

Il s'agissait d'un malade âgé, obèse, quelque peu alcoolique, que j'avais opéré avec le Dr Bonjour d'une très grosse hernie inguinale origine d'accidents multiples. Le réveil s'était accompli normalement, et à mon départ le pouls était parfait. Le chloroforme avait d'ailleurs été donné avec prudence, régularité et à doses très modérées. Quelques heures après l'intervention une agitation vive s'empara du malade. Le pouls devint fréquent, irrégulier, dépressible. La respiration s'accéléra. Les vomissements devinrent fréquents et pénibles. Dès le lendemain matin, les conjonctives présentaient une coloration jaunâtre ; le teint devenait terreux ; les urines étaient très rares ; la température restait normale avec un pouls à 140 ; les vomissements d'abord bilieux devenaient bientôt noirs. Appelé en toute hâte, je vis succomber le malade devant moi avant d'avoir rien pu tenter pour combattre ces terribles accidents. On a conseillé dans ces cas d'administrer du glucose par voie buccale ou rectale, des doses massives de bicarbonate de soude, de faire des inhalations d'oxygène.

L'*infection* en dépit de tous les progrès accomplis, reste notre grande ennemie. Elle est inévitable ; l'asepsie absolue n'existe pas ; tout opéré doit être considéré comme « un inoculé » (Vidal, d'Angers). Dans la plupart des cas les précautions minutieuses auxquelles nous nous astreignons, l'exécution rapide, simple, sans fautes de l'acte opératoire réduisent cette inoculation au minimum et l'opéré n'en souffre pas ; elle est suffisante néanmoins pour produire des accidents très graves quand la résistance de l'opéré se trouve amoindrie.

Parfois l'infection reste *locale* et aboutit seulement à une inflammation plus ou moins vive de la plaie. La douleur avec élancements, la fièvre avec conservation d'un bon état général attirent l'attention du chirurgien. Il suffit de faire sauter quelques fils et d'établir un drainage pour que tout rentre dans l'ordre. Depuis cinq ans je n'ai certainement pas observé plus d'une dizaine de cas d'infections locales.

Des infections plus profondes et plus généralisées ne sont malheureusement pas exceptionnelles, et c'est principalement en matière de chirurgie abdominale que nous les voyons survenir.

L'*infection péritonéale* existe toujours plus ou moins. D'ordinaire elle se traduit seulement par une petite élévation de température, avec légère accélération du pouls, par du météorisme avec paresse intestinale. Assez souvent la température reste élevée pendant trois ou quatre jours, sans dépasser cependant 38°5 ; le pouls est à 110, 120 ; le ventre se météorise, et l'opéré se plaint d'être trop serré ; la respiration s'accélère ; les nausées et les vomissements se prolongent ; la constipation est absolue ; les urines sont rares. Ces symptômes, sans être très inquiétants, indiquent cependant que le péritoine est touché ; mais huit fois sur dix un traitement convenable réussit à faire tomber cette infection légère.

Dans d'autres cas moins heureux la situation s'aggrave ; les symptômes qui n'étaient qu'à l'état d'ébauche se précisent. La température s'élève, mais ce signe est inconstant ; le pouls devient dur, petit, serré (Guinard) ; la respiration augmente de fréquence et devient superficielle ; le facies devient nettement péritonéal, visage plombé, yeux excavés, nez pincé ;

l'excitation nerveuse n'est pas rare ; les vomissements d'abord bilieux, deviennent porracés et parfois même fécaloïdes ; le ventre est tendu et uniformément douloureux, l'arrêt des matières et des gaz est complet ; les urines sont rares. La mort survient habituellement du cinquième au huitième jour.

Dans certaines formes hypertoxiques la marche est beaucoup plus rapide. Les phénomènes généraux sont prépondérants. Le pouls très petit et très rapide s'affaiblit d'heure en heure malgré tous les toni-cardiaques ; le visage est profondément altéré ; la voix éteinte ; les extrémités deviennent asphyxiques et se refroidissent ; la mort survient en 24 ou 36 heures.

Il n'existe pas de traitement à opposer à cette dernière forme ; mais nous pouvons utilement lutter contre les premières. L'observation d'une de mes malades indiquera mieux que de longs développements quel peut être ce traitement.

Il s'agit d'une malade de 50 ans opérée avec MM. les Drs Moreau et Larcena d'un fibrome enclavé dans la cavité pelvienne, et donnant naissance à des accidents de compression, surtout au niveau de la vessie. La malade avait été bien préparée. L'opération avait duré cinquante minutes sans qu'aucune faute en apparence ait été commise ; nos mains étaient restées gantées ; le chloroforme avait été donné par M. le Dr Moreau avec une régularité parfaite et en quantité remarquablement faible.

Néanmoins des accidents graves d'origine certainement infectieuse sont survenus rapidement ; je les énumérerai jour par jour tels qu'ils ont été relevés sur la feuille d'observation :

1er *jour*. — T. vaginale 38° 1 ; pouls 100 ; quelques vomissements ; 250 grammes d'urine environ.

2e *jour*. — T. matinale 37°7, vespérale 38° ; pouls 95-100 ; vomissements bilieux ; fortes coliques ; pas d'explusiou de gaz.

On pratique une aspiration dans le drain au moyen d'une sonde stérilisée adaptée à l'embout de l'appareil de Potain et introduite dans le ventre de toute la longueur du drain. On retire un peu de sang sans odeur.

3° *jour*. — T. matinale 38°2, vespérale 39°6 ; pouls 120-140 ; vomissements verdâtres ; pas de gaz, météorisme avec peu de douleur à la palpation ; extrémités froides et violacées ; facies péritonéal. — On injecte en deux fois 800 grammes de sérum de Hayem. On pratique trois injections de deux centimètres cubes d'huile camphrée au 1/10, deux injections de cinq centigrammes de spartéine, une injection de un milligramme de sulfate de strychnine. On fait un lavage d'estomac avec huit litres d'eau de Vichy légèrement tiédie. Deux nouvelles aspirations sont faites dans le drain.

4° *jour*. — T. matinale 37°9, vespérale 37°6 ; pouls 130 très faible ; pas de gaz ; les vomissements sont plus rares et moins abondants. — Comme la veille, on injecte 1.000 grammes de sérum, 6 centimètres cubes d'huile camphrée, 10 centigrammes de sulfate de spartéine. Une vessie de glace est appliquée sur la région cardiaque. On fait une nouvelle aspiration dans le drain qui ne ramène plus de liquide.

5° *jour*. — T. matinale 39°, vespérale 39°5 ; pouls 125-130, très petit ; pas de gaz ; vomissements porracés qui deviennent même légèrement fécaloïdes ; la malade est mourante. Le sérum, l'huile camphrée, la spartéine sont injectés aux mêmes doses. On pratique deux grands lavages d'intestin avec l'eau salée physiologique et trois lavages d'estomac avec huit litres d'eau de Vichy. Avant de terminer le dernier lavage on laisse dans l'estomac 25 grammes de sulfate de soude ; et deux heures après on donne un lavement purgatif ainsi composé :

> Huile de ricin . . . . 40 grammes
> Jaune d'œuf . . . . n° 1
> Décoction de graines de lin . . . . . 200 grammes

Peu de temps après ce dernier lavement des gaz sont rendus en abondance, bientôt suivis d'un torrent de matières liquides d'une odeur infecte.

6° *jour*. — Nous sommes en présence d'une véritable résurrection. La température s'abaisse au-dessous de 38° ; le pouls devient plus calme et plus fort ; la diarrhée continue.

L'alimentation est alors reprise progressivement, composée de bouillon de légumes, purées, képhir, limonade lactique. Quinze jours après l'intervention l'état de la malade est aussi satisfaisant que si aucun trouble ne s'était produit.

Cette observation démontre tout ce qu'on peut attendre de soins post-opératoires persévérants et énergiques. Le traitement que je viens de décrire est à la portée de tout praticien ; il n'exige que des produits pharmaceutiques courants et qu'une instrumentation très simple. Il existe d'autres moyens d'action qui ont l'inconvénient d'être plus compliqués et d'exiger des appareils moins répandus. Je veux parler du *lavement électrique* qui remplace avantageusement le lavement purgatif et combat l'atonie de l'intestin sans produire aucune fatigue de l'organe. Je signalerai encore le *surchauffage intermittent de l'abdomen* dont M. Chantemesse a vanté les bons effets (1). Pour réaliser ce surchauffage différents procédés sont utilisés. M. Chantemesse a fait construire par Adnet un cerceau de cuivre formé de deux lames écartées l'une de l'autre de quelques centimètres. La cavité comprise entre les deux lames est remplie d'eau à 60°. Le cerceau est placé au-dessus du ventre, et on le laisse en place pendant une heure et demie. On renouvelle l'application trois fois par vingt-quatre heures.

Cet appareil à eau chaude peut être remplacé par une boîte à air chaud ; Bruneau a construit un modèle qui rappelle celui préconisé par Guyot en 1840. L'air chaud est obtenu au moyen d'une lampe à alcool ; un thermomètre en mesure la température. L'appareil est appliqué pendant trente minutes deux ou trois fois par vingt-quatre heures (2).

Plus récemment Strempel a recommandé un appareil formé d'une caisse demi-cylindrique comprenant une lame de plomb recouverte d'une toile cirée et doublée en dedans d'une couche d'amiante. Dix lampes électriques de 25 bougies sont disposées

(1) CHANTEMESSE, *Bull. Soc. de chirurgie*, 6 mai 1908.

(2) JAYLE et DAUSSET, L'aérothermothérapie dans le traitement de la septicémie péritonéale aiguë post-opératoire. *La Presse Médicale*, 29 décembre 1909, n° 104.

à l'intérieur. Strempel applique systématiquement son appareil à tous les opérés par séances de 1 h. 1/2, séparées par des intervalles de 3 heures. Les résultats seraient excellents (1).

Je crois qu'un chirurgien doit posséder dans son arsenal un appareil à lavement électrique et une boîte à air chaud, comme il possède un tube de Faucher et un appareil à sérum.

Dans l'observation que je rapportais plus haut un fait mérite d'être signalé, à savoir l'arrêt absolu des matières et des gaz, accompagné de fortes coliques, comme on en voit dans l'occlusion intestinale, et de vomissements d'abord bilieux, puis porracés, enfin fécaloïdes. Cependant il ne s'agissait pas d'occlusion intestinale vraie par obstacle mécanique, ainsi que la suite l'a démontré. Il existait seulement une infection péritonéale locale, et conformément à la loi de Stokes le segment intestinal compris dans le foyer de péritonite se trouvait frappé de paralysie.

Les coliques étaient dues vraisemblablement aux contractions violentes des anses restées saines luttant contre l'arrêt de la circulation intestinale dans la portion paralysée. Je crois que l'occlusion intestinale précoce n'est dans la plupart des cas qu'un pseudo-ileus paralytique d'origine septique. L'occlusion vraie par brides ou adhérences fait partie des *complications tardives*.

Bien entendu je ne prétends pas que l'infection explique tous les cas d'occlusion intestinale post-opératoire. Il est probable que les troubles apportés à l'innervation par le traumatisme opératoire peuvent également être incriminés. Il semble bien en effet après les discussions du XXXVIIᵉ Congrès alle-

____

(1) STREMPEL (Barmen). Traitement par l'air chaud après les laparotomies comme un procédé pour réveiller le péristaltisme intestinal en même temps qu'un moyen de prévenir la péritonite post-opératoire (*Deutsche Zeitschrift für chirurgie*, n° 5, 6 juillet 1910).

mand de Chirurgie que l'occlusion par spasme intestinal existe
réellement et qu'elle est provoquée comme le soutient Bunge
(Bonn) par une excitation nerveuse réflexe (1) ; Franke (2) croit
qu'il s'agit d'une névrose intestinale traumatique survenant de
préférence chez les névropathes. Ces cas doivent être rares, et
la seule conclusion pratique à en tirer c'est qu'il faut éviter dans
l'occlusion intestinale post-opératoire de donner des purgatifs
violents qui ne peuvent qu'exagérer le spasme. La belladone,
le lavement électrique, le surchauffage sont beaucoup plus
indiqués.

C'est probablement aussi à des troubles nerveux qu'il faut
attribuer la *dilatation aiguë de l'estomac* et l'*occlusion duodénale*. On peut admettre que la marche des accidents est la suivante : tout d'abord la paralysie atonique de l'estomac entraîne
une dilatation énorme de l'organe ; secondairement l'intestin
grêle se trouve refoulé vers la cavité pelvienne par l'estomac
colossalement dilaté ; finalement le mésentère se trouve tendu par ce refoulement intestinal et les vaisseaux mésentériques
viennent à la façon d'une corde aplatir le duodénum. Je
n'ai jamais observé cette redoutable complication ; elle se
traduit, paraît-il, par les vomissements et le collapsus rapide,
la distension abdominale surtout dans la région épigastrique,
la soif intense, la rareté des urines, l'arrêt de l'émission par
l'anus des matières et des gaz. Les lavages d'estomac, le dé-
cubitus ventral ou la position genu pectorale constituent le
seul traitement rationnel de cette occlusion (3).

(1) Berlin, avril 1908.

(2) E. Franke (Brunswick), Une explication de l'occlusion post-opératoire
par contracture intestinale (*Zentralblatt für Chirurgie*, 1908, n° 44, p. 1293
à 1295).

(3) Lecène, L'occlusion aiguë duodénale post-opératoire, *Journal de chirurgie*, t. I, n° 8, novembre 1908.

Pour terminer ce chapitre des complications post-opératoires je signalerai les *parotidites* et les *complications pulmonaires*.

L'infection de la parotide se produit dans l'immense majorité des cas à la suite de l'exagération de la septicité du milieu buccal, et aussi de la réduction de la sécrétion salivaire (Tuffier). Cette pathogénie indique les mesures prophylactiques à prendre. Il faudra veiller aux soins de propreté de la bouche et lutter contre la déshydratation de l'organisme soit au moyen de boissons abondantes, soit à leur défaut par des injections de sérum. J'ai déjà insisté sur l'importance de cette mesure : un opéré doit boire le plus et le plus tôt possible.

Les *complications pulmonaires* ont une pathogénie encore obscure ; elles sont favorisées chez des prédisposés par l'irritation des bronches due à l'anesthésique, par le refroidissement inévitable qui se produit pendant l'opération, par l'infection qui se propage de la cavité bucco-pharyngée au poumon. En conséquence nous donnerons peu ou pas de chloroforme aux malades âgés, emphysémateux, qui toussent facilement, et nous préférerons pour eux l'anesthésie locale ; nous chaufferons très fortement nos chambres d'opération ; nous multiplierons les lavages de la bouche et les gargarismes.

Parmi les *complications tardives* j'insisterai seulement sur la plus grave de toutes, la *phlébite*, avec sa terminaison souvent mortelle, l'*embolie*. Il est probable que l'infection est la cause ordinaire de la phlébite, mais il est certain que l'anémie, l'insuffisance cardiaque, les altérations anciennes du système veineux sont des causes prédisposantes dont il faut tenir compte. Cette complication est encore assez fréquente. Jusqu'à ce jour j'ai observé quatre cas de phlébite, dont deux se sont accompagnés d'embolies ; une des quatre malades est morte.

Il s'agissait de trois hystérectomies pour fibromes et d'une
cure radicale de hernie crurale, c'est la malade opérée de hernie qui a succombé subitement au quatrième jour, sans avoir
présenté ni élévation de température, ni accélération du pouls,
ni inflammation de la plaie ; je me demande même s'il faut
bien incriminer une embolie !

La question des thromboses et embolies post-opératoires a
été discutée au XXXVIIe *Congrès allemand de Chirurgie* (1).
Les orateurs ont insisté sur la fréquence de cette complication.
Frænkel (Vienne) admet que 5 p. 100 des opérés de laparotomie font de la thrombose, et que la moitié de ces thromboses s'accompagne d'embolies. Les chiffres auxquels j'arrive
sont loin d'être aussi élevés.

Pour éviter les phlébites il faut bien entendu opérer aussi
aseptiquement que possible. Il faut ensuite donner des boissons abondantes ou pratiquer des injections de sérum pour
éviter la concentration du sang. Il faut soutenir le cœur au
moyen de la digitale et de la spartéine chez les hypotendus. Il
est prudent chez les malades prédisposés de prescrire avant
l'opération la limonade citrique qui rend le sang moins coa-
gulable, et d'interdire la diète lactée qui favorise au contraire
cette coagulation. Quand la phlébite est déclarée, il faut
immobiliser le malade rigoureusement.

Dans ce chapitre déjà long et malgré tout fort incomplet, je
me suis occupé surtout de la chirurgie abdominale, parce que
c'est celle que nous pratiquons le plus souvent.

Il m'est impossible de passer en revue toutes les opérations
qui peuvent être faites en d'autres régions, et de décrire pour
chacune d'elles les soins particuliers qu'elle exige. Il n'en est
pas moins vrai que, dans tous les cas, le traitement post-opéra-

(1) Berlin, avril 1908.

toire intervient pour une grande part dans le résultat définitif. Il suffit par exemple d'avoir vu à l'œuvre mon maître M. Morestin pour se rendre compte de l'importance des soins consécutifs chez les malades qui ont subi une opération au voisinage de la bouche et du pharynx. Il suffit d'avoir eu à soigner un de ces vieux urinaires, à qui l'on avait enlevé la prostate, pour comprendre combien il est nécessaire de les surveiller avec un soin extrême, et une attention sans cesse en éveil. Il suffit d'avoir suivi la réparation lente de ces larges plaies qui suivent les évidements osseux pour tuberculose ou ostéomyélite pour comprendre le rôle que jouent les pansements correctement exécutés dans la terminaison heureuse de l'affection.

Avant de clore ce chapitre, je ne dirai qu'un mot d'une question fort discutée, *le lever des opérés*. Il est évident que la même solution ne peut pas intervenir dans tous les cas ; il faut tenir compte de la nature de l'opération et de l'état de l'opéré. Il est incontestable qu'il y a intérêt à faire lever le plus tôt possible un opéré qui n'a pas de fièvre, qui n'est ni très anémié ni très déprimé et qui peut se tenir sur les jambes. Des malades à qui on a enlevé un sein, amputé un bras, trépané la mastoïde, ou qui ont subi une intervention même très grave au niveau de la face ou de la bouche peuvent se lever dès le lendemain : ils ne s'en porteront que mieux.

Faut-il également faire lever très rapidement les laparotomisés. Je ne le fais pas habituellement contrairement aux tendances actuelles de quelques chirurgiens. Après une opération aseptique sans drainage, chez des sujets robustes, qui ne sont ni des obèses, ni des ptosiques, je permets le lever vers le quatorzième ou quinzième jour. Dans certains cas exceptionnels cette date peut être encore avancée. C'est ainsi qu'une de mes malades, opérée de fibrome, qui avait guéri très simplement, se leva le dixième jour et reprit son rôle de caissière dans sa maison de commerce le douzième jour qui suivit l'intervention. Depuis dix-huit mois la cicatrice est toujours aussi solide et la santé est parfaite.

Inversement il est très fréquent, pour peu que les suites opératoires ne soient pas absolument simples, que je prolonge le séjour au lit pendant trois semaines ou un mois. Cela ne veut pas dire que je condamne les malades au repos absolu ; très rapidement je leur permets certains mouvements ; ils fléchissent et étendent les membres ; ils se tournent sur le côté. Je leur fais frictionner tout le corps à l'eau de Cologne. Je réalise en somme ce qu'on a appelé le « repos au lit actif ».

STATISTIQUE

	1906-1908	1908-1911	Total
Appareil visuel.			
Enucléation de l'œil.		2	2
Ostéite de la paroi de l'orbite (grattage) .		1	1
Nez. Fosses nasales. Sinus. Naso-pharynx.			
Ablation d'un cancer de la narine		1	1
Sinusites maxillaires (trépanation, curettage).		5	5
Ablations de végétations adénoïdes . . .	30	31	61
Crâne.			
Trépanations de l'apophyse mastoïde . . .	1	6	7
Craniectomie.	1		1
Rachis.			
Corsets plâtrés dans la *tuberculose des corps vertébraux*	2	12	14
Spina-bifida		1	1
Face. Lèvres. Bouche. Langue. Glandes salivaires. Pharynx. Œsophage.			
Ablations de tumeurs cutanées diverses (autoplasties)	25	8	33
Bec-de-lièvre.	1	1	2
Anthrax de la lèvre supérieure.		2	2

Ablations des *cancers des lèvres*. (Curage des régions sous-maxillaires-Cheiloplasties)	3	8	11
Ablations des *amygdales*	20	15	35
Cancer de la langue avec ablation des ganglions sous-maxillaires et carotidiens . .		1	1
Ablations d'*épulis*		2	2
Fractures du maxillaire inférieur. . .		3	3
Kyste du maxillaire supérieur		1	1
Résections du maxillaire inférieur. . . .	1	1	2
Résection du maxillaire supérieur. . . .	1	1	2
Palatoplasties	1	3	4
Ablations de la parotide, dont une avec suture du nerf facial	1	3	4
Corps étrangers de l'œsophage.	2		2

Cou.

Thyroïdectomie partielle.		1	1
Dissections de masses ganglionnaires (tuberculeuses ou cancéreuses)	5	4	9
Drainages de *phlegmons*, dont une angine de Ludwig.		4	4
Torticolis congénital (Ténotomie. Appareil plâtré)		1	1
Ligatures de la carotide externe		3	3
Trachéotomie		1	1

Thorax.

Thoracotomie pour pleurésies purulentes dont une pour abcès du poumon . . .	5	9	14
Abcès du sein (drainage).		3	3
Cancers du sein (ablation de la glande et des muscles pectoraux. Curage de l'aisselle).	12	29	41
Ablations partielles du sein..	5	5	10

Résections costales	5	4	9
Plaie de poitrine par coup de couteau (thoracotomie)	1		1

Abdomen

Laparotomies exploratrices	5	1	6
Eventrations	1	1	2
Fibrome de la paroi abdominale	1		1
Abcès des parois abdominales	3		3
Contusion de l'abdomen		1	1
Torsion du grand épiploon		1	1
Péritonites tuberculeuses	2	5	7
Péritonites aiguës (n'ayant pas l'appendice pour origine)		2	2

Estomac.

Gastro-entérostomies		6	6
Gastrostomies		2	2
Sutures de l'estomac		2	2

Intestin.

Jéjunostomie	1		1
Opérations de l'appendicite à froid. . . .	16	61	77
Opérations de l'appendicite à chaud (avec résection de l'appendice).	4	20	24
Ouvertures des *abcès péri-appendiculaires* .	6	10	16
Occlusion *intestinale* :			
A. Anus artificiels	6	13	19
B. Laparotomies	3	1	4
Cures des *hernies* :			
A. Inguinales	25	50	75
B. Crurales	6	10	16
C. Ombilicales.	3	4	7
D. Epigastriques		3	3

Cures des *hernies étranglées* (sans complication) :

A. Inguinales	13	21	34
B. Crurales	6	15	21
C. Ombilicales	·3	5	8

Cures des *hernies étranglées* :

Avec résection intestinale	3	8	11
Avec anus contre nature	2		2

Entéro-anastomoses (en dehors des hernies étranglées)   2   2

Cures d'anus contre nature   3   3

Rectum. Anus.

Dilatation pour fissure anale   1   1

Hémorroïdes :

A. Excision simple. Ligature. Cautérisation	4	10	14
B. Procédé de Whitehead		4	4

Polypes du rectum	2	1	3
Cancers du rectum (extirpation)		2	2
Abcès péri-ano-rectaux	5	1	6
Fistules anales	5	7	12
Ulcération ano-rectale (excision)		1	1
Imperforation ano-rectale	1		1
Anus iliaques pour cancer du rectum		3	3

Foie. Voies biliaires.

Kyste hydatique (marsupialisation) . . .   1   1

Cholédocotomies. Cholécystectomies. Drainage des voies biliaires   1   5   6

Rein.

Néphrotomies   1   2   3

Hydronéphrose (néphrectomie transpérito-

néale)		1	1
Phlegmons périnéphrétiques	3	3	6

Vessie. Urètre. Prostate.

Cystostomies.	2	4	6
Prostatectomies hypogastriques.		2	2
Ruptures traumatiques de l'urètre	2	1	3
Fermeture d'une fistule urétrale.		1	1
Urétrotomies externes	1	3	4
Urétrotomies internes		2	2
Drainage d'un abcès juxta-urétral		1	1
Fermeture d'une fistule vésicale.		1	1

Organes génitaux de l'homme.

Phimosis	5	10	15
Amputation de la verge	1		1
Castrations	5	5	10
Hydrocèles (retournement de la vaginale). .	4	6	10
Varicocèles (résection du scrotum). . . .	4	3	7
Orchidopexie.		1	1

Organes génitaux de la femme.

Bartholinite (excision de la glande). . . .		1	1
Colpo-périnéorraphies	4	18	22
Dilatations, curettages de l'utérus (en dehors de l'état puerpéral)	2	7	9
Amputations du col utérin		2	2
Cancers utérins :			
A. Hystérectomies	3	5	8
B. Curettages et cautérisations . .	5	3	8
Polypes fibreux.	2	6	8
Hystérectomies pour *fibromes utérins* :			
A. Voie abdominale	6	28	34
B. Voie vaginale.	1		1

Laparotomies pour *lésions inflammatoires de l'utérus et des annexes*	9	19	28
Hysteropexies	3	8	11
Kystes de l'ovaire	6	13	19
Tumeurs malignes de l'ovaire.	2	2	4
Laparotomies pour *hématocèle*		3	3
Colpotomies.	10	16	26
Kyste du trajet inguinal.		1	1
Curettages de l'utérus :			
A. Rétention placentaire (avortement).	20	30	50
B. Infection post-partum	4	10	14
Applications de forceps	10	6	16
Versions podaliques		3	3
Interruptions de la grossesse.		3	3
Césarienne	1		1

Membres.

Greffes.	2	2	4
Ongles incarnés.	3	4	7
Drainages de phlegmons.	30	23	53
Ténotomies (tendons d'Achille).		2	2
Restaurations des tendons (après section ou rupture).	5	8	13
Restaurations des nerfs (Médian. Cubital. Sciatique poplité externe)		3	3
Tumeurs des nerfs	2		2
Kystes synoviaux	10	4	14
Hygromas	5	2	7
Ligatures artérielles diverses	3	2	5
Varices et ulcères variqueux	2	2	4
Ostéomyélites aiguës	10	6	16
Ostéomyélites chroniques.	3	1	4
Tuberculose osseuse (évidements)	5	2	7

Fractures simples (Réduction. Appareil de contention).	22	29	51
Fractures compliquées (drainage du foyer) .	2	8	10
Réductions sanglantes des fractures . . .	1	5	6
Cerclage de la rotule		1	1
Luxations :			
A. Epaule.	3	6	9
B. Hanche	1		1
C. Tibio-tarsienne	1		1
Arthrites tuberculeuses (Appareils plâtrés. Ponctions. Injections modificatrices) . .	12	17	29
Résections :			
A. Hanche	1		1
B. Genou.	1	2	3
C. Calcanéum	1		1
D. Coude.	1		1
Arthrotomies.		3	3
Amputations :			
Bras	3	4	7
Avant-bras	2	2	4
Main		1	
Doigt	9	16	25
Cuisse.	1	2	3
Jambe.	2	12	14
Pied.		1	1
Orteil	2	4	6
Ablation d'une *grosse tumeur fibreuse de la main* incluse dans le premier espace métacarpien		1	1
Ablation d'un *cancer du dos de la main* . .		1	1
Ablation d'une *tumeur sous-aponévrotique de l'avant-bras*		1	1
Ablation d'une *tumeur* de la loge antérieure de la jambe		1	1
Ablation d'un *kyste poplité*		1	1

Extirpation de *corps étrangers* enfoncés dans les tissus		8	8
Ablation d'un *lipome* volumineux		1	1
Ablation de *kystes sébacés*	8	16	24
Coups de feu :			
A. Coude (grains de plomb) . . .	1		1
B. Main (balle de revolver)	1		1
C Paupière (balle de carabine) . . .	1		1
Total.	522	888	1410

RÉSULTATS DE LA STATISTIQUE

En trois ans nous avons pratiqué 888 nouvelles interventions. Un certain nombre relèvent de la petite chirurgie, nous les laisserons de côté. Les 700 autres donnent une mortalité globale de 5,7 p. 100. Dans notre précédente statistique la mortalité était de 6, 8 p. 100 ; un progrès a donc été accompli. Il est intéressant de remarquer que la statistique d'un service de Paris donne une mortalité de 5 p. 100 environ (1). Ces chiffres ont une valeur toute relative en raison de la diversité des cas qu'on observe dans la pratique. Néanmoins, autant qu'on en peut juger d'après une sèche énumération, la proportion des interventions graves ou difficiles est à peu près la même dans ces différentes statistiques ; leurs résultats sont donc comparables dans une certaine mesure. Il semble donc à première vue que nous ne puissions plus compter désormais sur une diminution notable de mortalité, puisque la chirurgie dans les conditions nettement défavorables où nous la pratiquons donne à peine plus d'insuccès que la chirurgie parisienne des grands hôpitaux.

Je crois pourtant que nous pouvons améliorer encore nos résultats opératoires.

Une partie du progrès que nous avons accompli tient au perfectionnement de notre matériel et de notre technique ; nous ne ferons sans doute pas beaucoup mieux dans l'ave-

(1) MAUCLAIRE, Une statistique hospitalière pendant deux ans. *Gazette des hôpitaux*, 16 mai 1911, n° 56.

nir. Mais nous verrons certainement le chiffre de nos insuccès diminuer encore, *quand nous pourrons opérer tous nos malades à temps*. Bien souvent nous sommes appelés auprès d'eux beaucoup trop tard, et les moyens d'action dont nous aurions pu disposer quelques jours ou quelques heures plus tôt se trouvent de ce fait singulièrement compromis. Parfois ce retard est imputable à l'entourage même du malade qui ne se hâte pas suffisamment d'avertir le médecin. Plus souvent ce sont les médecins eux-mêmes qui ne mettent pas assez d'empressement à appeler le chirurgien. Les uns ont une méfiance irraisonnée contre l'acte chirurgical ; ils le redoutent en principe, parce qu'ils en connaissent mal toutes les ressources ; ils le regardent volontiers comme un procédé d'exception réservé aux seuls cas désespérés.— Les autres pèchent par timidité ; ils défendent mal leurs convictions devant les rebuffades des familles timorées ; ils ne savent pas employer le langage ferme et net qui réussit contre toute résistance à imposer en temps opportun l'intervention nécessaire. — D'autres enfin, trop consciencieux, attendent pour recourir au chirurgien que tous les signes de l'affection soient au complet, et que la gravité de la situation ne fasse plus aucun doute, dans la crainte d'imposer à leur malade une opération inutile ou prématurée.

Il est de toute nécessité que les médecins apprennent à ne plus laisser passer l' « heure chirurgicale » pour employer l'expression de Delagénière ; car c'est quand cette heure a sonné, que l'opération s'exécute avec le maximum de simplicité et de sécurité.

L'analyse de nos cas de mort démontrera précisément que beaucoup d'entre eux n'ont pas eu d'autre cause qu'une intervention trop tardive.

La *trépanation de l'apophyse mastoïde* a été une fois suivie de mort. L'opéré, un homme d'une cinquantaine d'années, a succombé au bout de quelques semaines avec des signes d'abcès du cerveau. L'opération avait été régulière et large, *mais pratiquée tardivement*.

L'*opération du bec-de-lièvre* a causé la mort d'un enfant d'un an. Il s'agissait d'un bec-de-lièvre double et compliqué de la lèvre supérieure ; le tubercule médian était très saillant ; la voûte palatine et le voile du palais étaient fendus d'un bout à l'autre. L'enfant ne supporta pas la perte de sang importante provoquée par l'intervention.

Une femme âgée opérée d'une *tumeur maligne du maxillaire supérieur* mourut au bout de quatre jours de pneumonie.

Deux malades succombèrent après *l'opération de l'empyème*. L'un d'eux fut opéré beaucoup *trop tardivement*, dix jours au moins après que la présence du pus eût été constatée dans la plèvre ! L'autre, une femme de soixante ans, avait fait un abcès pleuro-pulmonaire post-pneumonique, et se trouvait au moment de l'intervention dans un état extrêmement grave.

Une femme âgée, atteinte d'emphysème et de bronchite chronique, mourut de broncho-pneumonie huit jours après *l'ablation d'un cancer du sein* avec curage de l'aisselle.

Une laparotomie pour *contusion de l'abdomen* fut impuissante à enrayer les accidents de péritonite qui emportèrent le blessé. Le cas n'en est pas moins très intéressant et très rare. La péritonite se développa en effet *sans rupture d'aucun viscère*. Une anse intestinale fut trouvée rouge et distendue sur une longueur de 1 mètre environ ; la portion correspondante du mésentère était le siège d'une ecchymose sans aucune déchirure. Il n'y avait pas d'autres lésions. Il s'agissait en somme d'un cas tout à fait comparable à celui de Guibal sur lequel (1) Tuffier fit un très intéressant rapport.

Je fus appelé auprès du blessé le quatrième jour seulement, quand les signes de l'infection péritonéale furent manifestes.

Nous avons perdu une malade opérée de *péritonite aiguë* de cause inconnue.

Un malade de quarante-deux ans chez lequel nous pratiquions une *gastro-entérostomie* est mort sur la table au moment où nous faisions le dernier point de suture. L'opération avait montré la présence au niveau du pylore d'un petit noyau cancéreux bien limité, sans aucune adhérence, sans adénopathie, qu'il aurait été très facile d'enlever complètement, si le malade n'avait pas été dans un état de faiblesse extrême. Depuis quinze jours la sténose du pylore rendait l'alimentation absolument impossible. L'opération faite *plus tôt* aurait probablement donné un bon résultat dans ce cas, car la pylorectomie eût été relativement beaucoup plus simple qu'elle ne l'est ordinairement.

Une *suture de l'estomac et du foie* pratiquée chez une vieille femme qui s'était plongé dans le ventre à deux reprises un long couteau de cuisine, ne parvint pas à sauver la vie de cette malheureuse. L'estomac était largement ouvert en deux endroits ; le lobe gauche du foie était perforé de part en part.

L'opération de l'*Appendicite à chaud* a causé cinq décès. Je décrirai plus loin, dans un chapitre spécial, les résultats du

(1) Guibal, Péritonite traumatique par contusion de l'abdomen sans ruptures viscérales. *Bull. de la Soc. de chir.*, 21 décembre 1909, n° 37.

traitement chirurgical de l'appendicite. Je voudrais dire cependant dès maintenant que la mortalité relativement considérable que nous constatons aujourd'hui encore n'a pas d'autre cause que le retard apporté à l'intervention. Il serait utile que tous les médecins fussent bien persuadés que l'appendicite est une maladie qui réclame très souvent l'opération d'urgence, et que la temporisation à outrance est la cause des désastres auxquels nous assistons trop fréquemment.

D'abord ce serait une méthode bonne et rationnelle d'opérer au premier signe d'appendicite. Le jour où les médecins appelés près de leurs malades au début de la crise, feront un diagnostic rapide et imposeront une opération immédiate, quelle que soit la gravité ou la bénignité des symptômes, nous n'observerons plus de péritonites, ni de toxi-infections appendiculaires, nous ne constaterons plus de morts par appendicite.

L'opération précoce est presque aussi simple que l'opération à froid. Les médecins doivent être convaincus qu'elle ne fait courir que très peu de risques à leurs malades, puisqu'elle s'adresse à des lésions encore très légères et bien localisées autour de l'appendice ; et qu'elle les met d'autre part à l'abri de complications secondaires toujours possibles, sans qu'aucun signe permette de les prévoir.

La seule objection sérieuse qu'on puisse adresser à l'opération précoce c'est qu'il n'est pas facile en pratique de voir la crise si près de son début, et qu'en outre le diagnostic à cette période est souvent hésitant.

Cette objection n'est plus exacte d'une manière générale. Nos populations aussi bien à la campagne qu'à la ville sont aujourd'hui suffisamment averties, et redoutent assez l'appendicite pour appeler rapidement le médecin en présence de toute colique ou de toute indigestion suspecte, et il est rare que le chirurgien ne puisse pas arriver auprès du malade avant que les 48 premières heures se soient écoulées, c'est-à-dire pendant la période favorable à l'intervention.

En réalité nous faisons très peu d'opérations précoces parce que les médecins n'en sont pas encore partisans.

Lorsque nous nous trouvons en présence d'une crise qui évolue depuis plusieurs jours déjà, il convient d'être opportunistes. La période qui commence le troisième jour est en effet la plus mauvaise pour l'intervention.

Si la crise a une tendance manifeste à la guérison, il faut se contenter du traitement médical, à condition de le prolonger jusqu'à complet refroidissement, et de l'appliquer avec une extrême sévérité.

Si malgré ce traitement la crise ne cède pas, et à plus forte raison si les symptômes locaux ou généraux s'aggravent en quoi que ce soit, il faut agir de suite, sans attendre, comme on le fait trop souvent, d'avoir la main forcée par la situation réellement inquiétante.

Si la crise après avoir paru s'améliorer présente à un moment quelconque une recrudescence des symptômes, il faut encore opérer immédiatement.

Si les signes d'un abcès apparaissent au bout de quelques jours, il faut drainer le foyer avant que les symptômes généraux ne révèlent une infection déjà profonde.

Bref dans tous les cas c'est la *précocité de l'opération* qui augmentera les chances de succès.

L'*entérostomie* pratiquée contre des accidents d'occlusion intestinale a été suivie de trois décès. Dans les trois cas j'avais été appelé auprès des malades, alors que les signes de l'intoxication stercorémique avaient déjà fait leur apparition.

En réalité il est difficile dans les cas que nous observons ordinairement de déterminer avec précision le moment où il convient d'intervenir. Nous voyons très peu d'occlusions aiguës par brides, coudures, volvulus, invagination provoquant l'arrêt stercoral brusque et complet. Nous observons surtout.des occlusions chroniques qui après une période plus ou moins longue de troubles digestifs, constipation entrecoupée de débâcles, douleurs de ventre, ballonnement, s'acheminent progressivement vers l'obstruction intestinale complète. Il s'agit en général de malades ayant atteint la soixantaine, et les accidents dont ils souffrent sont dus à l'obstruction stercorale, ou plus fréquemment révèlent la présence d'un néoplasme intestinal. Dans tous les cas de ce genre le diagnostic est incertain, l'indication opératoire n'est pas nette.

Il faut se garder néanmoins de trop attendre sous prétexte que les accidents sont peu pressants et ne pas s'attarder à prescrire purgatifs sur purgatifs, lavements sur lavements. La stercorémie existe déjà avant même que l'arrêt stercoral soit absolu. L'intoxication s'accumule d'heure en heure sournoisement, jusqu'au moment où les signes révélateurs de l'empoisonnement apparaissent brusquement ; pouls fréquent, dépressible, intermittent, abaissement de la température, refroidissement des extrémités, respiration précipitée et superficielle. A cette période il est souvent trop tard pour que l'intervention chirurgicale, en supprimant la stase intestinale, puisse sauver certainement la vie du malade.

En pratique, chaque fois qu'au cours de ces occlusions chroniques l'arrêt stercoral devient complet, il ne faut pas s'arrêter aux lavements souvent inutiles, aux purgatifs toujours dangereux ; il convient d'essayer immédiatement le lavement électrique. S'il échoue, il faut pratiquer l'entérostomie avant que le stercorémie n'ait fait des progrès trop évidents. S'il s'agit de simple obstruction stercorale la suppression de la stase et de la distension intestinales rendra à l'intestin sa tonicité et sa contractilité. S'il s'agit de néoplasme le malade retirera de l'intervention un bénéfice appréciable; soulagement immédiat, survie de quelque durée.

Un malade opéré d'une très volumineuse *hernie inguinale* est mort rapidement d'intoxication chloroformique : nous avons rapporté précédemment son observation.

Les *hernies étranglées*, si nous en exceptons les hernies ombilicales, ont donné un pourcentage de guérisons tout à fait remarquable puisque nous comptons 2 morts seulement sur 44 cas. Quelques-uns pourtant étaient particulièrement graves et ont nécessité des résections intestinales étendues.

Au contraire les *hernies ombilicales* ont donné une mortalité très élevée : 3 morts sur 5 opérations. Il s'agissait, il est vrai, d'énormes hernies, très anciennes, observées chez des femmes obèses, âgées, atteintes de myocardite, de néphrite chronique et d'emphysème pulmonaire. Les accidents d'étranglement avaient évolué très lentement; l'arrêt stercoral n'avait pas d'emblée été complet; aussi l'opération avait-elle été tardive. La stercorémie était venue amoindrir encore la résistance vitale de ces malades déjà diminuée; et l'opération longue et laborieuse n'avait pas été supportée.

Une femme âgée à qui nous avions fait une *entéro-anastomose* pour la guérir d'un anus artificiel, a succombé au bout de quelques jours.

Un malade opéré de *cancer du rectum* est mort dans la journée même de choc. L'opération démontra d'ailleurs que l'ablation du néoplasme était impossible. La prostate, les vésicules séminales, le bas-fond de la vessie se trouvaient envahis.

Une seule de nos *interventions sur le foie* a été suivie de mort. Il s'agissait d'une vieille dame atteinte depuis longtemps de lithiase biliaire, et qui présentait depuis cinq semaines un ictère très prononcé, avec décoloration absolue des matières. L'opération fut extrêmement difficile. La découverte des voies biliaires exigea de très patientes recherches au milieu des adhérences nombreuses qui reliaient les uns aux autres tous les organes sous-hépatiques. De nombreux calculs furent enlevés ; l'exploration instrumentale et digitale démontra que le canal cholédoco-hépatique était libre ; un drain fut enfoncé par l'ouverture du cholédoque jusque dans l'hépatique ; mais la bile ne s'écoula pas au dehors, et la malade succomba très rapidement.

L'ablation d'une volumineuse *hydronéphrose*, opérée par la voie transpéritonéale, fut suivie de mort par choc.

Une *cystostomie* pratiquée au cours d'une infection urinaire grave ne réussit pas à prolonger les jours du vieillard qui en était atteint.

28 *hystérectomies* pour fibromes ont causé 3 décès. L'un d'eux est tout à fait inexplicable. Il s'agissait d'une femme de 45 ans, grande et forte, qui fut opérée simplement d'un très petit fibrome hémorragique. Une véritable septicémie péritonéale emporta l'opérée en 48 heures sans que nous ayons pu déterminer la cause de l'infection.— Les deux autres malades qui ont succombé se trouvaient dans un état précaire au moment de l'opération. L'une avait eu des pertes si abondantes qu'elle se trouvait encore dans un état d'anémie très prononcé. Elle mourut d'une embolie au huitième jour. La santé de la seconde était également très altérée ; elle était pâle, maigre, sans for-

ces ; son tube digestif s'infectait facilement ; elle présentait fréquemment des poussées fébriles sans cause apparente ; ses urines contenaient de l'albumine ; elle ne fit pas les frais de l'intervention.

L'examen de nos 28 cas donne les résultats suivants :

5 interventions avant 40 ans ont donné 5 succès, soit une mortalité de 0 p. 100.

14 interventions de 40 à 50 ans ont donné 1 décès, soit une mortalité de 7, 1 p. 100.

9 interventions après 50 ans ont donné 2 décès, soit une mortalité de 22 p. 100.

Il est curieux de constater qu'une statistique publiée récemment par Albertin (1) donne des résultats tout à fait comparables :

Pour les opérations pratiquées avant 40 ans la mortalité est de 0,7 p. 100 ; de 40 à 50 ans la mortalité est de 7,5 p. 100 ; après 50 ans la mortalité est de 20 p. 100.

Les conclusions à tirer de ces chiffres sont les suivantes :

Tout fibrome constaté chez une femme jeune doit être enlevé, d'abord parce que l'opération n'est pas grave avant 40 ans, ensuite parce qu'elle met la femme à l'abri de toutes les complications, de tous les dangers que son fibrome ne manquera pas de lui faire courir pendant la longue période où il pourra évoluer.

A l'approche de la ménopause on doit respecter les fibromes bien tolérés, dans l'espoir que la tumeur pourra régresser spontanément. Mais si un fibrome jusque-là silencieux manifeste une activité particulière, il faut l'opérer sans tarder malgré la proximité de la ménopause, ou plutôt à cause de cette proximité même. Toute tumeur fibreuse de l'utérus qui choisit

(1) ALBERTIN, A propos de 400 cas d'hystérectomie abdominale pour fibromyomes utérins. *Société des Sciences médicales de Lyon*, 18 janvier 1911.

précisément la ménopause pour provoquer des troubles n'est pas près de rétrocéder ni de disparaître sous l'influence des seules forces de la nature ; il faut admettre au contraire que sa période critique commence. L'extirpation reste la seule ressource, et tout atermoiement n'aura pour résultat que de diminuer les chances de succès.

L'*hystérectomie* pratiquée pour *lésions inflammatoires de l'utérus et des annexes* semble moins grave que l'hystérectomie pour fibrome, bien que les interventions soient en général beaucoup plus laborieuses, et que l'extirpation de poches purulentes parfois très adhérentes fasse courir au péritoine de sérieux risques d'infection. Il est vrai que les opérées de salpingite sont plus jeunes que les opérées de fibrome, et que leur péritoine chroniquement enflammé est mieux préparé à résister à l'infection. Une seule de nos opérées est morte ; encore faut-il ajouter que depuis longtemps sa santé était très altérée. Elle présentait des signes de tuberculose pulmonaire ancienne à évolution fibreuse ; son tube digestif fonctionnait fort mal ; son foie était insuffisant ; elle avait un peu d'albumine dans l'urine. Après avoir longtemps résisté, j'avais consenti sur ses instances à la débarrasser de ses lésions utéro-annexielles dans l'espoir de faire disparaître ses douleurs souvent intolérables, et d'améliorer son état général en supprimant l'une des causes de son infection chronique. En réalité elle était à peine opérable.

Une *hystéropexie* avec appendicectomie et colpo-périnéorraphie a entraîné la mort de la malade au bout de huit jours,

L'hysteropexie est une opération très simple ; elle a pourtant souvent des suites opératoires assez compliquées.

Les malades qui sont atteintes de rétroflexion, et dont les troubles fonctionnels sont assez graves pour nécessiter une intervention chirurgicale, présentent toujours une altération notable de la santé générale : elles sont amaigries, les traits sont tirés, le teint est terreux ; elles se plaignent de faiblesse générale ; elles souffrent de points névralgiques multiples ; leur appétit est nul, les digestions sont laborieuses, la constipation est opiniâtre.

Nous n'avons pas à discuter la pathogénie de ces accidents qui reste encore très obscure. La rétroflexion utérine est-elle responsable de tout, comme le soutiennent certains chirurgiens ? Ces malades ne seraient-elles pas plutôt des nerveuses prédisposées par la mauvaise qualité de leurs tissus à faire des ptoses multiples, et préparées par leur nature même à souffrir de désordres complexes dont les accidents utérins ne seraient que le prétexte ? Quoi qu'il en soit, il faut reconnaître que la plupart d'entre elles présentent une dépression nerveuse intense, une anémie souvent très prononcée, une circulation défectueuse, une insuffisance fonctionnelle du tube digestif, du foie et des reins, et qu'elles paraissent en général profondément auto-intoxiquées. Elles sont donc aussi mal préparées que possible à subir une intervention chirurgicale. Elles ne sont pas toujours capables de l'effort considérable qui leur est nécessaire pour récupérer rapidement l'intégrité physiologique de leurs organes plus ou moins compromise par l'anesthésie générale, par le traumatisme opératoire, par l'infection, légère sans doute, mais inévitable qui accompagne toute laparotomie.

Nous n'avons fort heureusement perdu qu'une seule de nos malades. Elle a succombé au bout de huit jours après avoir présenté des vomissements incessants, une constipation absolue, de l'ictère, une agitation extrême avec subdélire, de la tachycardie sans élévation de la température. Le traitement post-opératoire que j'ai décrit précédemment, et qui donne de si bons résultats n'a pas été appliqué, car je n'ai été informé de la gravité des suites opératoires qu'après la mort de la malade.

En somme en présence de toute rétroflexion simple, sans lésions pelviennes, il est prudent de ne pas intervenir avec précipitation, d'abord parce que l'opération n'est pas dans tous les cas absolument bénigne, ensuite parce que l'hystéropexie ne donne pas toujours aux malades le bénéfice qu'elles en pourraient attendre. On opérera au contraire sans hésiter les rétroflexions qui s'accompagnent de lésions annexielles et pelvi-péritonéales et dont l'origine nettement infectieuse est indiscutable. La suppression des adhérences, au besoin même l'ablation de la trompe malade, suivies de la fixation de l'utérus en bonne position, procureront aux opérées une amélioration indéniable.

Une malade opérée de *tumeur kystique maligne de l'ovaire*, avec végétations néoplasiques éparses dans le péritoine est morte rapidement de choc opératoire.

Une laparotomie pratiquée d'urgence pour une *hématocèle* n'a pas réussi à sauver la malade. Une infection péritonéale s'est produite qui l'a emportée en quelques jours. J'avais cru prudent d'établir un drainage important chez cette malade dont le ventre était rempli de sang : ce fut la cause de sa mort. L'écoulement fut si abondant que le pansement complètement traversé s'infecta rapidement et conduisit jusqu'au péritoine les germes extérieurs. Le médecin très éloigné se trouva dans l'impossibilité de refaire le pansement aussi fréquemment qu'il l'aurait voulu. Il n'avait pas d'autre part sous la main le matériel parfaitement aseptique qui lui eût été nécessaire pour éviter toute infection. Depuis ce moment je ne draine plus que

les malades que je peux surveiller moi-même et que je peux
panser très souvent avec une asepsie absolue ; mais à la campagne je préfère refermer complètement le ventre sans
drainage.

Une malade *curettée* cinq jours après l'accouchement d'un
enfant mort et macéré, et qui avait gardé dans l'utérus les trois
quarts du placenta, succomba au bout de dix jours à une
embolie.

Deux enfants atteints d'*ostéomyélite aiguë* sont morts malgré
un évidement complet des os atteints et un large drainage. Il
est vrai que tous deux avaient été opérés beaucoup trop tard,
alors que la gravité des accidents généraux ne laissaient déjà
plus aucun espoir sur l'issue de l'opération.

L'ostéomyélite est une maladie qui réclame l'opération d'urgence dès que le diagnostic est posé, au même titre que la
hernie étranglée. C'est en opérant vite et largement, avant
que la fluctuation de l'abcès soit nette et que l'infection générale soit inquiétante, qu'on pourra sauver la vie du malade et
lui conserver un membre utile.

Un décès est survenu après une *amputation* tardive pratiquée
chez un malade alcoolique atteint de fracture compliquée de
jambe dont le foyer s'était infecté.

J'ai tenu à écrire en détail ce chapitre des insuccès ; je ne
pense pas en effet que la seule raison d'être d'une statistique
soit la glorification du chirurgien. La publication d'un cas
heureux ne prouve rien, s'il est exceptionnel et résulte du con-
cours fortuit de circonstances favorables. Au contraire la
connaissance précise de dix cas malheureux constitue un enseignement très profitable pour qui sait observer. Tout échec,

pour regrettable qu'il soit, est du moins consolant en ceci qu'il enrichit notre expérience et partant qu'il nous laisse l'espoir d'être plus heureux à l'avenir, soit qu'il contribue à établir les limites que notre action ne doit pas dépasser, soit qu'il mette en évidence les fautes évitables dont il résulte.

Or dans la plupart des observations que je viens de rapporter la même faute grave a été commise ; elle est indiquée dans cette phrase qui revient à chaque instant comme un *leit motiv* : le malade a été opéré trop tard ! Nos statistiques s'amélioreront le jour où les médecins-traitants cédant aux sollicitations pressantes des chirurgiens voudront bien recourir à temps à la chirurgie.

OBSERVATIONS

TUMEUR DE LA PAROTIDE
COMPLIQUÉE DE PARALYSIE FACIALE ;
EXTIRPATION DE LA TUMEUR ; SUTURE DU NERF (1)

Le malade, un homme de 50 ans, vint me trouver en février dernier pour une paralysie faciale droite qui le gênait beaucoup. Cette paralysie avait débuté neuf mois auparavant ; elle s'était installée lentement et progressivement ; et elle était complète depuis six mois environ.

Je découvris immédiatement au-dessous du lobule de l'oreille, derrière la branche montante du maxillaire, une tumeur de la grosseur d'une petite noisette, d'une dureté osseuse, absolument immobile, parfaitement indolente. La peau avait conservé sa couleur, sa souplesse, sa mobilité normales. Mon maître, M. Morestin, consulté, conseilla une intervention au moins exploratrice. Le malade accepta l'opération que je pratiquai le 15 juin 1911 avec l'aide des Drs Larcena et Dodet.

Une incision de six à sept centimètres est menée le long du bord antérieur du sterno-mastoïdien depuis la face externe de l'apophyse mastoïde jusqu'au-dessous de l'angle de la mâchoire. La tumeur apparaît comme un petit noyau dur de la grosseur d'un pois enchâssé dans la glande. Elle est entourée d'une capsule qui adhère très lâchement au tissu glandulaire. Je vais alors à la recherche du nerf facial. Je le découvre à sa sortie du trou stylo-mastoïdien, et je le suis jusqu'à la tumeur dans laquelle il semble disparaître. Je cherche ensuite les deux branches terminales. Je découvre assez facilement la branche temporo-faciale, et je la suis en arrière jusqu'au point où elle paraît sortir de la tumeur. La branche cervico-faciale, beaucoup plus petite, côtoie la face

(1) Communication faite à la *Société anatomique*, en juin 1911.

inférieure de la tumeur, à laquelle elle adhère assez fortement sans y pénétrer. Je parviens néanmoins à amorcer le décollement et je poursuis la séparation jusque dans le tronc même du facial. Ceci fait, je sectionne la branche temporo-faciale à deux ou trois millimètres en avant de la tumeur ; puis je détache la tumeur d'un coup de ciseaux au ras du nerf facial. Le tissu glandulaire qui entourait la tumeur est sclérosé, il se dispose en feuillets multiples comme une seconde capsule. Patiemment, par petits fragments, j'enlève tout ce tissu, comme si je voulais faire une préparation anatomique des organes intra-parotidiens. Quand la loge parotidienne est bien vidée, on distingue nettement, comme dans une dissection, le nerf facial sectionné partiellement et se continuant par son bord inférieur avec la branche cervico-faciale ; la branche temporo-faciale est séparée du tronc nerveux par un intervalle de un centimètre. Il est assez facile de rapprocher l'un de l'autre les deux bouts nerveux. Je les suture au fil de lin très fin avec une aiguille ronde demi-courbe très fine.

Les suites opératoires furent très simples ; mais il y a trop peu de temps que l'opération est faite pour que nous sachions si le nerf se regénérera.

L'examen histologique montre qu'il s'agit d'une tumeur formée surtout de tissu fibreux très dense, avec par places de petits îlots très peu tnombreux d'éléments cellulaires, et des parties calcifiées. La disposiion rappelle celle des tumeurs mixtes de la parotide.

Deux points me paraissent intéressants dans le cas que je viens de rapporter :

1° Cette tumeur parotidienne qui semble bénigne en raison de ses limites très nettes et de ses caractères histologiques, s'est comportée vis-à-vis du facial comme une tumeur maligne puisqu'elle l'a englobé et détruit.

2° La partie détruite du facial était assez petite pour que la suture bout à bout du nerf sectionné ait pu être pratiquée. La possibilité d'une pareille suture doit être exceptionnelle dans les opérations sur la parotide où le nerf est intéressé.

CANCER DU SEIN

Depuis cinq ans j'ai eu l'occasion d'opérer 41 malades atteintes de cancer du sein ; 30 sont encore vivantes ; une seule est morte des suites de l'intervention. Ces chiffres démontrent que l'ablation du sein est une opération bénigne ; on admet en effet que sa mortalité ne dépasse pas 2 p. 100.

Une malade est morte de pneumonie au bout de quelques mois sans présenter de récidive.

Dix malades ont fait des récidives ; 8 fois la tumeur s'est reproduite localement ; 2 fois le cancer s'est développé à distance alors que la région opérée demeurait indemne.

Dans l'un de ces cas la malade présenta tous les signes de la cachexie cancéreuse, sans qu'il ait été possible cliniquement de découvrir le siège de la tumeur.

Dans l'autre cas la malade succomba au milieu de souffrances atroces provoquées par un cancer vertébral.

Toutes les opérations ont été conduites de la même manière, en tenant compte des travaux de Handley (1).

La partie principale et originale de l'opération de Handley consiste à pratiquer très largement l'exérèse de l'aponévrose profonde de la clavicule à l'épigastre, de la ligne parasternale opposée à la ligne axillaire postérieure. Handley croit en effet que l'extension cancéreuse se fait dans les plexus lymphatiques qui s'étalent au niveau de cette aponévrose profonde. Quoi qu'il en soit, les ablations très larges que je pratique dans tous

(1) W. S. HANDLEY, *Le cancer du sein et son traitement opératoire*. Edition française, par A. Lippens. Bruxelles, 1910.

les cas semblent donner de bons résultats, puisque dans ma statistique la récidive ne s'est produite que dans 10 cas sur 41 ; j'ajoute que 10 malades sont opérées depuis plus de trois ans déjà. Parmi tous ces cas je voudrais rapporter deux observations malheureuses qui correspondent toutes deux à une variété très rare de cancer du sein.

La première malade me fut présentée par le Dr Bailly (de Sens). C'était une femme de quarante ans environ qui avait constaté par hasard la présence dans le sein gauche d'un petit noyau dur, indolore. Elle n'y avait attaché aucune importance jusqu'au jour où quelques douleurs vagues firent leur apparition. Le noyau se mit alors à augmenter peu à peu de volume, et quand le Dr Bailly fut consulté, la dureté primitive avait disparu ; la tumeur était fluctuante ; la peau était rouge, amincie, prête à se rompre. Le traitement s'imposait ; il fallait inciser et drainer cet abcès du sein Cette intervention ne donna pas le résultat qu'on pouvait en attendre. Le sein resta gros. Les lèvres de l'incision s'écartèrent, donnant issue à de gros bourgeons charnus, et la malade commença à maigrir, à pâlir et à perdre ses forces. Au premier abord, je crus qu'il s'agissait d'un phegmon chronique avec infection générale. Mais le sein formait une véritable tumeur adhérente aux plans profonds ; l'aisselle contenait deux ganglions volumineux et tout un chapelet de ganglions plus petits, durs, indolores, très mobiles ; l'aspect général de la malade était celui d'une cancéreuse. L'ablation du sein et le curage de l'aisselle furent pratiqués. L'opérée se rétablit mal, et moins de deux mois après l'intervention la tumeur avait récidivé. Une nouvelle opération aussitôt pratiquée me montra l'existence d'un cancer encéphaloïde qui avait détruit plusieurs côtes et pénétrait dans le thorax. L'ablation complète me parut impossible et dangereuse, j'y renonçai. La malade succomba au bout de quelques semaines avec tous les signes d'une cachexie cancéreuse suraiguë.

La seconde malade était venue me trouver parce qu'elle éprouvait quelques douleurs dans le sein au niveau d'un noyau dur de la grosseur d'une mandarine dont elle constatait la présence depuis plusieurs mois. Cette tumeur était de consistance ferme, élastique, sans limites précises. La palpation y réveillait une sensation douloureuse qui, sans être très aiguë, était cependant bien nette. La tumeur ne semblait pas très mobile sur le grand pectoral contracté, mais il s'agissait là d'une nuance assez difficile à saisir. La peau adhérente présentait le phénomène de la peau d'orange ; mais la pression du doigt laissait un godet indiquant la présence de l'œdème. L'aisselle contenait deux ganglions du volume d'une noix, de consistance ferme, légèrement douloureux à la pression, et quelques autres ganglions beaucoup plus petits, très durs et très mobiles. Je songeai d'abord à une mastite chronique prête à s'abcéder. Mais instruit par l'histoire de ma première malade, il me sembla en analysant mieux tous les symptômes, que j'avais affaire à une tumeur maligne en voie de suppuration.

Je prescrivis un traitement d'attente consistant en la simple application d'un bandage ouaté. Je revis la malade au bout de trois semaines. Il n'y avait aucune amélioration. Au contraire, il me sembla que la tumeur était plus diffuse, qu'elle adhérait davantage au grand pectoral, et que le mamelon avait une tendance à se rétracter. L'état général s'était altéré. Je conseillai l'ablation immédiate. La malade refusa, attendit quelques jours encore, essaya de quelque pommade, et, ne se sentant pas mieux, alla consulter le Dr Morestin à Paris. Celui-ci fut d'avis également d'enlever la glande. La malade s'y résigna enfin et entra à la Maison Dubois. Le chirurgien de cet hôpital ne confirma pas notre diagnostic. Une ponction aspiratrice lui ayant montré la présence du pus dans le sein, il conclut à une simple mastite, et il se contenta d'inciser l'abcès qu'il découvrit en effet profondément. Cette minime intervention fut suivie d'une forte élévation de température, et des abcès sous-cutanés apparurent les jours suivants en différents points du corps. Après incision, ils guérirent assez rapidement. La malade revint à Sens avec un état général mauvais. Le sein était toujours volumineux et laissait sourdre un liquide sale et fétide. Elle se garda bien de venir me trouver, car instruite par quelques paroles imprudentes échappées au chirurgien de Dubois, elle me gardait rancune d'avoir voulu lui imposer, une mutilation inutile. Le docteur Lorne qui la soignait, s'inquiéta bientôt de l'aggravation qu'il constatait dans son état : la tumeur semblait augmenter de volume ; l'incision ancienne et le trajet du drain formaient une cavité anfractueuse tapissée de bourgeons grisâtres sans cesse plus nombreux Le sein fixé par des adhérences profondes semblait collé au devant de la poitrine. Les ganglions axillaires avaient encore grossi ; l'un d'eux atteignait le volume d'un petit œuf de poule. Je fus appelé auprès de la malade ; le diagnostic de cancer s'imposait ; l'opération fut conseillée et acceptée. J'enlevai largement toute la tumeur, muscles pectoraux compris et je vidai l'aisselle.

La tumeur et les ganglions furent examinés histologiquement par mon collègue et ami Baudouin Il s'agissait bien de carcinome du sein.

Deux mois à peine après l'intervention, le cancer récidivait. L'aisselle se remplissait peu à peu de masses dures qui s'infiltraient au-devant du thorax, sous la clavicule. Le bras prenait un aspect éléphanthiasique et devenait très douloureux. La malade succomba bientôt, nous laissant le regret de n'avoir pas pu la décider à se faire opérer plusieurs mois auparavant.

Les deux observations que je viens de rapporter sont assez comparables. Je n'en connais qu'une semblable communiquée par le Dr Mouchet fils à la Société de Médecine de Paris, le 11 juin 1909.

Il s'agissait d'une femme de 52 ans qui présenta d'abord les signes d'une mastite suppurée simple ; des incisions multiples furent pratiquées ; il fallut ensuite enlever le sein manifestement cancéreux et la malade survécut un an à l'opération.

Ces trois cas me paraissent appartenir à une même variété de néoplasme malin qu'on pourrait appeler *mastite carcinomateuse suppurée*. Il m'a paru intéressant de les signaler pour démontrer une fois de plus les difficultés que présente le diagnostic différentiel des mastites chroniques et du cancer du sein. D'ordinaire, il est vrai, l'erreur consiste à prendre des tumeurs inflammatoires pour des néoplasmes malins, et il ne manque pas d'observations d'ablations du sein pratiquées pour de simples abcès chroniques. Au contraire dans les deux cas que j'ai pu observer, c'est le cancer qui a été pris pour un phlegmon. Le diagnostic exact pouvait cependant être posé et de fait dans le dernier cas, je n'avais pas commis l'erreur. Je m'étais appuyé sur les signes suivants : étiologie, marche de l'affection, diffusion de la tumeur, état des ganglions, altération de la santé générale.

Mes deux malades avaient l'âge du cancer. On ne pouvait ni pour l'une, ni pour l'autre rapporter l'affection soit à la lactation, soit au traumatisme qu'on retrouve ordinairement à l'origine des mastites.

Le noyau induré primitif avait évolué lentement comme un cancer ; sa marche avait été progressive et n'avait pas présenté ce caractère oscillant des phlegmasies chroniques qui tour à tour augmentent et diminuent. La douleur, les phénomènes inflammatoires n'étaient apparus qu'après une assez longue période de calme complet.

La tumeur était mal limitée, adhérente à la peau, signes qu'on peut retrouver dans les mastites ; mais elle était fixée au grand pectoral, signe propre aux néoplasmes malins.

Certains ganglions axillaires, situés au voisinage du sein, sous le bord du grand pectoral étaient gros et douloureux comme des ganglions enflammés ; mais d'autres plus centraux ou plus postérieurs étaient petits, durs et mobiles comme des ganglions cancéreux.

Enfin chez nos deux malades l'aspect général rappelait plutôt celui des cancéreux que des infectés.

En réunissant tous ces signes on pouvait reconnaître qu'il s'agissait à la fois de mastite et de cancer et faire le diagnostic de mastite carcinomateuse suppurée.

Je terminerai toutes ces considérations par une dernière remarque. Chez nos deux malades le néoplasme s'est comporté dans ses premières périodes comme un cancer banal, même indolence, même marche lente, même conservation de l'état général. Mais à partir du moment où les phénomènes inflammatoires ont fait leur apparition, le tableau a changé. La tumeur a pris une marche presque aiguë : elle a pénétré avec rapidité dans les organnes voisins en provoquant un retentissement ganglionnaire considérable ; elle a entraîné une déchéance profonde de l'état général : enfin le traitement chirurgical a été incapable d'enrayer la progression du mal, qui a récidivé dans un laps de temps extrêmement court.

Il semble qu'en s'enflammant le néoplasme ait acquis une activité nouvelle. Il y a là autre chose que la simple superposition de deux processus anatomiques, autre chose que la suppuration banale d'une tumeur. De l'association de l'inflammation et de la néoplasie est née une variété nouvelle de cancer remarquable par sa malignité.

TORSION INTRA-ABDOMINALE DU GRAND ÉPI-PLOON. — LAPAROTOMIE. — GUÉRISON (1)

Le 16 mai 1910, je fus appelé par le Dr Martin, de Rigny-le-Ferron, auprès d'un malade de 64 ans qui avait été pris brusquement d'un point douloureux dans le côté gauche de l'abdomen. Sa santé jusqu'alors avait été parfaite. Depuis quelques mois pourtant il ressentait parfois, à la suite de fatigues, une sorte de tiraillement douloureux dans la fosse iliaque gauche avec irradiation au creux épigastrique. Cette gêne disparaissait avec le repos, et le malade l'attribuait à une vieille hernie inguinale gauche sur laquelle, depuis plus de trente ans, il appliquait un bandage, bien qu'elle demeurât parfaitement réduite depuis un très grand nombre d'années.

La douleur augmenta peu à peu d'intensité les jours suivants, et le malade dut s'aliter. Il se plaignait alors de perte de l'appétit et d'une constipation qui ne fut jamais absolue, car les lavements ramenaient des matières et il n'y avait pas arrêt des gaz. On ne constata pas de vomissements. Dans la fosse iliaque gauche douloureuse, le Dr Martin sentit, le 18 mai, une masse de la grosseur du poing, immobile, fixée dans la profondeur. La température était alors absolument normale. Le pouls était à 80.

Les limites de la tumeur furent soigneusement marquées par le Dr Martin d'un trait d'encre sur la peau. Le lendemain ces limites étaient reportées à deux centimètres en dedans et en haut. Deux jours après, elles s'étaient encore écartées d'un travers de doigt, et elles atteignaient en dedans la ligne médiane, en haut une ligne horizontale passant par l'ombilic. Dans toute l'étendue de la tumeur, la matité était absolue. La palpation rendue très pénible par la défense musculaire révélait vaguement au centre de l'empâtement une sorte de fluctuation profonde.

____

(1) Communication faite à la *Société anatomique* en juillet 1910.

Le météorisme était assez modéré. L'état général demeurait très bon, le pouls ne dépassait pas 90 ; néanmoins, le 21 mai, pour la première fois, la température atteignait 38°4.

Une intervention parut nécessaire, je la pratiquai le 22 mai, six jours après le début des accidents.

Une incision latérale oblique fut menée au niveau de la tumeur dans la fosse iliaque gauche. Quand le péritoine très épaissi fut ouvert, il s'échappa un flot de liquide noirâtre, et je constatai l'existence d'une poche à parois irrégulières, capable de loger le poing. L'incision fut agrandie longitudinalement et je décortiquai facilement la tumeur qui ne tenait à l'intestin que par des adhérences molles. Je vis peu à peu apparaître une masse bosselée, ecchymotique, à gros noyaux, et je pus me rendre compte qu'il s'agissait du grand épiploon.

En bas, il s'insérait dans la région inguinale par un tractus très mince tordu sur lui-même ; en haut, il se rattachait au reste du grand épiploon par un pédicule gros comme l'index, qui était tordu plusieurs fois sur lui-même, de droite à gauche, autant qu'il m'a semblé.

Le pédicule inférieur sectionné, je relevai toute la tumeur dont je me débarrassai d'un coup de ciseaux donné au niveau du pédicule supérieur. J'attirai le plus possible l'épiploon hors du ventre et je fis une ligature en chaîne en tissu sain.

L'exploration de la région inguinale ne me permit pas de découvrir l'orifice d'un sac herniaire.

Je drainai et refermai le ventre en deux plans.

Les suites opératoires furent excellentes ; actuellement, le malade a repris ses travaux de culture.

Ce cas nous a paru intéressant à plusieurs points de vue.

Sans être exceptionnelle, la torsion intra-abdominale du grand épiploon ne me semble pas très fréquente. Dans un travail paru en 1907, M. Lejars (1) ne réunit que 66 observations. En 1909, Cernezzi (2) fait une revue générale sur 77 cas.

(1) LEJARS, Les torsions du grand épiploon, *La Semaine médicale*, 13 février 1907.

(2) CERNEZZI, La torsione del grande epiploon. *La Clinica chirurgica*, 31 mars 1909.

Dans presque toutes les observations, la torsion du grand épiploon se produit par rotation entre deux points fixes représentés l'un par l'insertion normale de l'organe au côlon, l'autre par une adhérence pathologique, et dans la plupart des cas cette adhérence se trouve au niveau d'un sac herniaire.

Il est très rare en effet d'observer la torsion intra-abdominale de l'épiploon sans hernie. Fuller (1) n'a pu en réunir que 9 cas dans lesquels l'adhérence épiploïque s'était produite au niveau des parois du bassin, des anses intestinales, du rectum, des trompes, de l'utérus ou de la vésicule biliaire. Chez notre opéré, il existait bien une vieille histoire de hernie, mais nous n'en avons pas trouvé trace ; le trajet inguinal était normal, il n'y avait pas de sac herniaire, l'épiploon était attaché à la paroi abdominale dans la région inguinale.

Il est tout à fait exceptionnel que le grand épiploon se torde sans qu'il existe d'adhérences. Je n'en ai trouvé qu'un cas publié par Kothe (2).

Le mécanisme généralement invoqué est le suivant. L'épiploon fixé d'une part par son adhérence pathologique, rattaché d'autre part au côlon par son insertion normale, s'enroule sur lui-même, comme se tord un mouchoir maintenu par les deux coins.

Il est vraisemblable que ce sont les anses intestinales en se contractant qui déplacent le grand épiploon transversalement et provoquent son enroulement.

Quand la torsion est suffisamment serrée, le grand épiploon est frappé de gangrène et il se développe une péritonite rapidement mortelle. Quand la torsion est plus lâche, on observe des

(1) FULLER, Intra abdominal Rotation of the great omentum, una companied with Hernia. *Surgery, Gynecology and Obstetries*, 1908, t. VII, n° 2, août.

(2) KOTHE, Ein fall von intra-abdominaler netz torsion. *Deutsche medizinische Wochenschrift*, avril 1908.

troubles circulatoires, œdème, ecchymoses et les accidents péritonéaux sont très atténués.

Il est exceptionnel de voir se former au centre de la partie enroulée une collection liquide, hématique, comme dans notre observation. Dujarier (1) a cependant signalé un cas du même genre dans le *Journal de chirurgie*. Il intervint pour une double torsion du grand épiploon, « l'une au niveau du collet de la hernie, l'autre près du côlon transverse, le segment intermédiaire de l'épiploon était dilaté par un épanchement liquide, de coloration hématique, dû aux troubles circulatoires consécutifs à la torsion ».

La symptomatologie des torsions du grand épiploon est en général très obscure. Quand il existe une hernie irréductible, douloureuse, le tableau clinique est celui de l'étranglement épiploïque banal.

Quand on ne constate pas de hernie, les accidents passent pour une appendicite, une occlusion intestinale. On pense d'autant plus facilement à l'appendicite que la torsion se produit très fréquemment chez des malades atteints de hernie inguinale droite.

Pourtant, on observe en général, comme chez notre malade, une disproportion manifeste entre le gros volume de la tumeur, la rapidité de son apparition et la légèreté de la réaction thermique. Ces constatations sont de nature à éveiller des doutes et à faire écarter le diagnostic d'appendicite.

Le traitement doit toujours être la laparotomie. Tantôt, quand on ne constate pas de hernie, on fera une laparotomie médiane ou plus souvent latérale, en ouvrant l'abdomen directement sur la tumeur. Tantôt, quand il existe une hernie irréductible et douloureuse, on pratiquera une hernio-laparotomie.

(1) DUJARRIER, *Journal de chirurgie*, t. III, n° 6, décembre 1909, p. 677.

L'incision classique de la kélotomie sera prolongée de manière à atteindre toutes les portions de l'épiploon altérées jusqu'au pédicule de torsion. Il est très important de se rappeler qu'il y a ordinairement deux foyers de torsion : on rencontre le premier en bas dans le sac ou au voisinage du sac, le second est plus ou moins haut situé sous le côlon ; sous peine d'accidents graves, la résection épiploïque doit être faite au-dessus de la seconde torsion ; elle doit être sous-colique et non para-herniaire.

LES RÉSULTATS DU TRAITEMENT CHIRURGICAL
DE L'APPENDICITE (1)

On pourrait croire que tout a été dit sur l'appendicite, tellement ce sujet a été rebattu durant ces dernières années. Néanmoins la question du traitement est toujours à l'ordre du jour, et je crois bien que sa formule n'est pas encore trouvée. Je n'en veux pour preuve que l'embarras éprouvé par le médecin praticien chaque fois qu'il se trouve en présence d'un nouveau cas d'appendicite ; il existe à sa connaissance trop de manières de comprendre le traitement pour qu'il sache avec certitude quelle est la bonne ; il hésite, ballotté entre les opinions diverses qu'il a entendu soutenir ; et rien n'est plus préjudiciable pour·son malade.

C'est seulement à force d'accumuler des faits bien observés que les chirurgiens réussiront à apporter un peu de clarté dans cette question encore très obscure. Chacun d'eux a donc le devoir de publier les observations heureuses ou malheureuses qu'il a pu faire ; et c'est pour obéir à cette sorte d'obligation que je décrirai ce que j'ai vu, ce que j'ai fait, ce que j'ai obtenu.

Je dirai pour conclure l'enseignement qui en est résulté pour ma pratique.

Walther, au Congrès de Budapest, a partagé les chirurgiens en trois groupes. Dans le premier se rangent les *interventionnistes* qui opèrent toujours et tout de suite. Dans le second se placent les *abstentionnistes* qui n'interviennent jamais pendant

(1) Communication faite à la *Société médicale de l'Yonne* en février 1911.

la crise, et s'efforcent par un traitement médical sévère d'obtenir le refroidissement. Dans le troisième groupe se trouvent les *opportunistes* qui se défient des règles absolues et croient que les indications varient suivant les cas.

Voici comment, pour mon compte, j'ai réglé ma conduite dans les circonstances diverses où je me suis trouvé.

1° Assez fréquemment, surtout durant ces deux dernières années, j'ai été appelé *au début de la crise*. Je suis resté fidèle dans les premiers temps de ma pratique à l'enseignement de mes maîtres, qui pour la plupart furent des temporisateurs, et je n'ai pour ainsi dire *jamais* proposé l'*opération immédiate*, comme je la conseille *toujours* aujourd'hui. Je commençais donc par faire appliquer dans toute sa rigueur le traitement médical classique ; immobilité complète, glace, diète absolue, opium en petite quantité. Il faut bien convenir que dans un grand nombre de cas ce traitement fait merveille. Après quelques heures l'amélioration se dessine, la douleur diminue, la température s'abaisse, le pouls se ralentit et se relève.

Si après 36 ou 48 heures la situation demeurait stationnaire, je considérais l'appendicite comme sérieuse, et je prenais toutes mes dispositions pour agir à la moindre alerte. Je redoublais d'attention ; je revoyais très fréquemment la malade, et j'essayais par une analyse attentive des signes cliniques, de connaître l'étendue des lésions appendiculaires et péritonéales, et le degré de toxi-infection produite par la maladie.

Il me semblait logique en effet de faire découler l'indication opératoire non pas d'idées préconçues, mais d'un diagnostic anatomo-pathologique exact.

J'avoue tout de suite que ce diagnostic est parfois d'une extrême difficulté. Les meilleurs cliniciens ont soutenu qu'il n'existait pas de moyens capables de nous faire connaître l'état

de l'appendice malade et de nous faire prévoir l'évolution de
l'affection. La symptomatologie est loin de correspondre toujours aux altérations anatomiques. Les recherches de laboratoire elles-mêmes, autour desquelles on mène si grand bruit,
sont, paraît-il, trop souvent infidèles. Cette faillite des moyens
de diagnostic constitue d'ailleurs le principal argument des
interventionnistes : « Opérez toujours et tout de suite, disent-
ils, pour prévenir les complications possibles que vous êtes
incapables de prévoir. »

Sans doute la symptomatologie est parfois trompeuse ; mais
on aurait tort de la mépriser systématiquement. Loin de renoncer à sa tâche difficile, le clinicien doit s'efforcer d'affiner son
diagnostic par une analyse plus minutieuse des symptômes ;
et je ne crains pas d'affirmer que neuf fois sur dix un médecin
averti est capable d'apprécier et de comparer avec une exactitude suffisante le degré de virulence de l'infection et la capa-
cité réactionnelle du malade.

La temporisation m'a paru s'imposer, en présence de toute
forme franche, bien caractérisée par un ensemble de symptômes concordants : douleur vive avec défense musculaire dans
la fosse iliaque droite seulement, alors que le reste du ventre
se montrait à la palpation presque indolore et souple ; ballonnement abdominal modéré en rapport avec la constipation qui
peut d'ailleurs être absolue sans que la signification en soit
alarmante ; vomissements rares disparaissant rapidement avec
la diète ; température oscillant entre 38° et 39° ; pouls rapide
mais plein et régulier ; facies calme, langue humide, respiration normale sans précipitation exagérée, absence d'agitation
ou d'anxiété.

Au contraire, j'ai décidé l'opération immédiate chaque fois
qu'au bout de 24 ou 36 heures les accidents, loin de s'amender
ou de rester stationnaires s'aggravaient manifestement. Je

suis intervenu ainsi parce que le facies s'altérait d'heure en heure ; parce que les vomissements devenaient plus fréquents, prenaient une teinte verte, et alternaient avec du hoquet, parce que le pouls devenait mauvais, s'accélérant et s'affaiblissant alors que la température tendait à s'abaisser ; parce que la douleur primitivement localisée s'étendait en surface loin du point de Mac-Burney ; parce que la tension douloureuse des muscles, constatée d'abord dans la fosse iliaque droite, se généralisait à toute la paroi abdominale, donnant le symptôme du « ventre de bois ».

Pour me décider à l'opération immédiate, il n'a pas toujours été nécessaire que tous ces signes se présentassent au complet, avec les caractères que je viens d'énumérer. Il a souvent suffit qu'un seul signe inquiétant apparût dans le tableau clinique qui par ailleurs pouvait sembler rassurant, pour que je fisse de cette *discordance* une indication opératoire formelle.

Je ne me souviens pas d'avoir regretté aucune intervention faite dans de telles conditions.

Je ne parle pas à dessein des nouvelles méthodes de laboratoire, détermination de la rapidité de la coagulation du sang, numération des globules blancs et distinction de certaines formes leucocytaires. Je n'ai aucune expérience de ces recherches, et j'ai entendu dire qu'il ne fallait pas leur accorder une grande confiance.

2° Il m'est arrivé souvent d'être appelé auprès d'un malade parce que la crise ne présentait aucune tendance à la guérison après cinq ou six jours de traitement ; au contraire, la douleur restait vive au point de Mac-Burney, et l'on découvrait à la palpation un plastron plus ou moins épais, plus ou moins étendu formant blindage sous la paroi abdominale. Dans la plupart des cas, je me gardais bien d'intervenir pourvu que le pouls fût bon et concordât avec la température, que les vomissements eussent cessé, et que l'état général fût satisfaisant.

La seule présence du plastron m'apparaissait comme le signe tangible de la réaction favorable de l'organisme et de la localisation de la péritonite. L'opération faite dans de tels cas serait pénible, dangereuse et inutile puisque la vie du malade n'est pas en danger.

Néanmoins il ne faut pas pousser la temporisation à l'extrême ; et voici dans quelles éventualités j'ai été amené à opérer des appendicites qni évoluaient depuis plusieurs jours déjà.

Tantôt au sixième ou septième jour, en dépit du plastron prouvant la réaction de défense du péritoine, ou de l'amélioration des symptômes locaux, les signes généraux devenaient inquiétants : température à grandes oscillations, pouls rapide, frissons, respiration précipitée, teint terreux, langue sèche, conjonctives jaunâtres, urines rares. L'intervention me semblait urgente, pour éviter que le malade ne succombât aux progrès de la toxi-infection générale.

Tantôt il s'agissait d'une crise d'appendicite remontant à dix, douze, quinze jours ou plus, et n'ayant présenté jusqu'alors aucune rémission véritable : le plastron iliaque était toujours douloureux, la température oscillait entre 38° et 39°5.

J'opérais alors que le pouls était bien frappé, la langue humide et l'état satisfaisant, en l'absence même des signes physiques qui révèlent avec certitude l'existence d'un abcès. J'opérais pour la seule raison qu'un foyer appendiculaire qui n'est pas refroidi au bout de dix ou douze jours et qui reste gros, empâté avec de la fièvre, contient certainement du pus en plus ou moins grande quantité.

Enfin l'hésitation n'était pas possible en présence de ces grosses collections fluctuantes qui font saillie dans la fosse iliaque droite, dans le rectum ou dans le vagin, et s'accompagnent d'un ensemble de symptômes généraux concordants : l'incision d'emblée s'imposait sans discuter.

Il faut savoir pourtant que les abcès d'origine appendiculaire même volumineux ne se présentent pas toujours avec des signes physiques bien caractéristiques : la matité, la fluctuation, l'œdème font souvent défaut ; le plastron peut rester sonore ; « et le pus dans la péritione ne paraît pas liquide » (Guinard).

3° J'ai pu vérifier plusieurs fois la gravité des crises appendiculaires dans lesquelles on observe la réapparition brusque et violente des douleurs après une période d'accalmie à peu près complète. Delbet a fait de ce retour des douleurs sous forme de crises malgré le traitement un signe de perforation ; et de fait, dans tous les cas que j'ai opérés d'urgence en m'appuyant sur ce seul signe, j'ai toujours trouvé l'appendice gangréné et perforé et la péritonite en voie de diffusion.

4° Enfin j'ai été mis quelquefois en présence de malades qui, vus trop tard ou insuffisamment observés, présentaient au cours d'une crise vieille déjà de cinq à six jours, ou plus, tous les signes d'une infection généralisée du péritoine.

Chaque fois que la mort ne me semblait pas tout à fait imminente, je me suis résigné à tenter l'opération. Je n'ai jamais obtenu un succès. Inversement, je pourrais citer deux cas où l'état du malade m'avait paru si grave que je n'avais pas voulu intervenir, et où le traitement médical continué sans espoir n'en a pas moins réussi à amener la guérison.

5° Je ne parle pas à dessein de la forme qui a été décrite sous le nom de péritonite septique diffuse et qui est moins une péritonite qu'une toxémie. Les accidents locaux sont ré-

duits au minimum ; mais l'organisme tout entier semble em_
poisonné. La mort survient avec une rapidité foudroyante. Je
n'ai pas rencontré cette forme une seule fois durant ces cinq
dernières années. Dans trois cas que j'ai pu observer à leur
début, il m'a semblé qu'il s'agissait d'une forme toxique en
raison de la marche rapide des accidents, de l'altération profonde de l'état général, de la discordance du pouls et de la
température, du peu d'intensité des symptômes locaux. L'opération pratiquée immédiatement réussit à amener la guérison
dans les trois cas après quelques jours d'incertitude pendant
lesquels la situation resta grave. Je crois bien que, sans l'intervention, mes trois malades eussent fait de la péritonite septique diffuse rapidement mortelle, mais rien ne permet de le
démontrer.

J'ai réuni dans un tableau toutes les interventions que j'ai
pratiquées *à chaud* dans les conditions que je viens de dire.

Elles sont au nombre de *quarante* et se répartissent de la
manière suivante :

De 12 à 18 heures, 3 opérations : 1 appendicite simple, 2 formes toxiques d'emblée. — 3 guérisons ; mortalité : 0.

De 18 à 24 heures, 3 opérations : 2 appendicites simples,
1 forme toxique d'emblée. — 3 guérisons ; mortalité : 0.

De 24 à 36 heures, 3 opérations : 3 gangrènes de l'appendice
avec début de péritonite progressive. — 3 guérisons ; mortalité : 0.

De 36 à 48 heures, 3 opérations : 3 gangrènes de l'appendice
dont 1 avec début de péritonite et 2 avec péritonite généralisée
suppurée. — 2 guérisons ; mortalité : 33 0/0.

Le troisième jour, 6 opérations : 6 gangrènes de l'appendice,
dont 3 avec péritonite localisée et 3 avec péritonite généralisée. — 3 guérisons ; mortalité : 50 0/0.

Le quatrième jour, 3 opérations : 3 gangrènes de l'appendice avec péritonite généralisée. — 1 guérison ; mortalité : 66 0/0.

Le cinquième jour, 3 opérations : péritonite généralisée dans les 3 cas. — 3 morts ; mortalité : 100 0/0.

16 opérations pour abcès péri-appendiculaires. 15 guérisons; mortalité : 6.2 0/0.

Total : 40 opérations avec 33 guérisons.

CONCLUSIONS. — On peut tirer de cette statistique un certain nombre de conclusions.

1º L'opération *précoce*, c'est-à-dire pratiquée dans les 36 premières heures, est sans gravité. Les 9 opérations faites dans ces conditions ont donné 9 succès, et pourtant 6 malades présentaient, au moment de l'intervention, des symptômes généraux inquiétants.

Fort de cette statistique rassurante, *je conseillerai toujours à l'avenir l'opération immédiate chaque fois que je me trouverai en présence d'une appendicite bien et dûment diagnostiquée dont le début ne remonterait pas à plus de 36 heures.* L'opération précoce a le mérite de prévenir les complications toujours possibles ; accessoirement elle a l'avantage d'écourter sensiblement la durée de la maladie puisque l'opération suit immédiatement le début de la crise au lieu d'être pratiquée après une période de refroidissement toujours assez longue,

Malheureusement cet idéal se présente trop rarement en pratique, soit que nous voyions les malades trop tardivement, soit qu'ils refusent de se laisser opérer d'emblée, soit plus souvent que leurs médecins déconseillent l'opération immédiate dont pour la plupart ils ne sont pas partisans.

2º Quand le médecin est appelé après 36 ou 48 heures, l'opération à chaud devient grave. La mortalité qui est de 33 0/0 pour l'opération faite au bout de 48 heures, s'élève à 50 0/0 le troisième jour, à 66 0/0 le quatrième jour, et atteint 100 0/0 le cinquième jour. *A partir de 36 heures, il faut donc admettre que les conditions anatomiques et physiologiques de la maladie contre-indiquent l'intervention chirurgicale.*

Le traitement médical doit être appliqué dans toute sa rigueur. Dans la plupart des cas il donnera un excellent résultat. Mais si ce résultat tarde à se produire, si la réaction péritonéale ne s'atténue pas au bout de quelques heures, à plus forte raison si un symptôme alarmant fait son apparition : mauvaise qualité du pouls, discordance du pouls et de la température, généralisation à toute la paroi abdominale de la tension douloureuse primitivement localisée à droite, vomissements de plus en plus fréquents, facies grippé, il faut intervenir sans retard ; la laparotomie reste la seule chance de salut. Il faut agir encore et très vite, lorsque les douleurs reparaissent brusquement et violemment sous forme de crises après une période d'accalmie.

3° Chez les enfants nous devrons être beaucoup plus interventionnistes que chez l'adulte, c'est-à-dire qu'appelés dans les 36 premières heures, nous ne nous contenterons pas seulement de conseiller l'opération, mais nous essaierons en quelque sorte de l'imposer ; et qu'appelés après 36 ou 48 heures nous interviendrons encore, si la rémission ne s'est pas produite très franchement sous l'influence du traitement médical.

J'ai pu me rendre compte en effet que chez les enfants l'appendicite a comme caractères particuliers : localement une tendance à la perforation précoce et à la diffusion de la péritonite, et au point de vue général l'apparition rapide des accidents toxi-infectieux.

D'autre part, les formes même les plus redoutables ont parfois un début tout à fait insidieux et des symptômes atténués
qui masquent pendant quelques heures la gravité réelle de
l'affection. Sur 24 malades opérés à chaud pour des formes
toxiques d'emblée ou des péritonites en voie de diffusion,
16 avaient moins de 18 ans. Sur ces 16 enfants ou adolescents,
un bon tiers au début de leur crise semblaient atteints d'une
indigestion banale ou de simples coliques, sans trouble de
l'état général, sans aucun symptôme alarmant. Et pourtant les
accidents s'aggravaient soudainement au point que l'opération
devenait urgente, et qu'on découvrait un appendice gangréné,
perforé et des lésions péritonéales étendues.

4° Quand le malade est en pleine péritonite depuis deux ou
trois jours, je ne crois pas, d'après ce que j'ai vu, qu'il faille
intervenir nécessairement dans tous les cas. La plupart des
chirurgiens conseillent cependant l'opération sans réserve :
« Quel que soit l'état général du malade, même si les extrémités sont refroidies, si le pouls est misérable, etc., le bistouri
seul peut sauver le malade. » — En suivant cette pratique je
n'ai obtenu aucun succès. Au contraire, je le répète, deux malades que je n'avais pas voulu opérer parce que mourants, ont
réussi à guérir avec le seul traitement médical. L'un d'eux, un
enfant, a fait un mois après sa crise un abcès de la fosse iliaque gauche. Il n'est pas douteux que ce foyer de péritonite
circonscrite n'ait été le reliquat de la péritonite généralisée
primitive. La guérison définitive a été obtenue par le simple
drainage de l'abcès. Il faut donc, à mon avis, distinguer les cas
dans lesquels l'organisme présente encore quelque résistance,
de ceux où l'état général est si mauvais que le malade ne semble plus capable de supporter le traumatisme d'une opération
même très rapidement et très simplement conduite.

Je suis donc partisan de l'abstention quand le pouls est petit, fuyant, avec des intermittences, quand les extrémités sont froides et violacées, quand le faciès est plombé, quand le malade se trouve dans cet état de « béatitude anxieuse » indéfinissable qui annonce d'ordinaire la fin prochaine.

Cette abstention n'équivaut pas toujours à un arrêt de mort certain, puisque le petit malade dont je parlais plus haut et qui a guéri avec le traitement médical, présentait précisément cet ensemble de signes particulièrement alarmants.

5° Dès qu'il y a du pus dans le foyer inflammatoire il faut l'ouvrir, tous les chirurgiens sont d'accord sur ce point. L'opération réussit dans la plupart des cas. Sur les 16 malades que j'ai traités, j'ai obtenu 15 guérisons. Les collections suppurées ont été ouvertes par des voies bien différentes : suivant les cas l'incision a été abdominale, latérale ou médiane, vaginale, lombaire. Je n'ai enlevé que trois fois l'appendice, parce qu'il s'offrait de lui-même dans la plaie, et pourtant tous les autres malades, après une suppuration plus ou moins longue, semblent aujourd'hui bien guéris, sans fistules, sans douleurs. Je crois donc qu'il ne faut jamais chercher à enlever l'appendice quand on ouvre un abcès : l'opération pour être bénigne doit se borner au drainage.

6° Je crois en terminant que nous pouvons tirer de ma statistique un certain enseignement. Au lieu de considérer dans un tableau d'ensemble tous les cas opérés depuis quatre ans, répartissons-les en deux périodes, la première entre septembre 1906 et janvier 1909 (27 mois), la seconde entre janvier 1909 et août 1911 (31 mois).

Si nous laissons de côté les simples abcès appendiculaires, nous constatons que dans la première période il n'y a eu que

7 opérations, et pourtant 5 morts, soit une mortalité de 71 0/0, alors que dans la seconde période, à peine plus longue, il y a eu 17 opérations avec 4 morts seulement, soit une mortalité de 23 0/0 environ.

Le progrès accompli est considérable, à quoi faut-il l'attribuer ?

Il tient en grande partie à ce fait que mes confrères posent avec une précision plus grande les indications opératoires et me donnent à opérer des cas beaucoup plus légers qu'autrefois.

Il y a quatre ans j'étais appelé quand tous les signes classiques de la péritonite se trouvaient réunis ; aujourd'hui les praticiens savent reconnaître pour la plupart les symptômes qui annoncent le début de l'infection péritonéale ; et les malades qu'ils me confient sont par suite opérés dans des conditions bien meilleures. En somme l'amélioration des résultats opératoires dépend surtout de la précocité et de la précision du diagnostic. Par conséquent le rôle du médecin traitant qui observe le malade et décide le moment de l'intervention, est au moins aussi important que le rôle de l'opérateur.

Il faut convenir néanmoins que le progrès accompli tient également au perfectionnement de la technique.

Le but à atteindre est le suivant : il faut supprimer la cause de la péritonite, c'est-à-dire enlever l'appendice en faisant le moins de désordres possible et en opérant très vite. Il faut donner issue aux liquides septiques contenus dans la cavité péritonéale. Il faut aider enfin l'organisme à résister à l'infection, en stimulant par tout un ensemble de moyens complexes les différentes fonctions déjà plus ou moins compromises.

L'opération doit être très rapide (10 minutes en moyenne) ; et l'anesthésique choisi doit déprimer le malade aussi peu que possible (chlorure d'éthyle, éther, au besoin anesthésie locale).

Par l'incision latérale droite, semblable à celle de l'appendicectomie à froid, l'appendice est enlevé, et *deux drains sont introduits dans la cavité péritonéale ; l'un d'eux pénètre jusque dans le fond du petit bassin*, l'autre reste au voisinage du cæcum au niveau du foyer appendiculaire.

Le péritoine est recousu au catgut, sauf au niveau du passage des drains. *Les aponévroses, les muscles et la peau ne sont pas suturés* pour éviter les phlegmons de la paroi.

Je ne fais jamais d'incisions multiples ; je ne pratique jamais ces lavages du péritoine recommandés par les chirurgiens allemands.

En somme, il faut agir simplement, rapidement, et se garder d'ajouter au shock de l'organisme un traumatisme opératoire inutile.

Sur la table même d'opération *je fais un premier lavage d'estomac*. Les lavages sont continués les jours suivants pour peu que les vomissements persistent. Je n'hésite pas à faire passer dans l'estomac 8 ou 10 litres d'eau de Vichy tiède deux fois dans la journée.

Le malade est placé dans son lit en *position élevée* de la tête et du tronc (*position de Fowler*). Grâce à cette position le pus descend vers le petit bassin : la pression intra-abdominale diminue à l'épigastre, ce qui rend la respiration plus facile ; elle augmente dans le bassin, ce qui oblige les liquides à s'échapper par le drain. Cette position est très simple à réaliser, sans qu'il soit nécessaire de faire usage d'un lit spécial (lit de Gorham).

Le malade reçoit chaque jour 4 à 6 injections hypodermiques de 2 centimètres cubes d'huile camphrée à 1 p. 10, 2 injections de 0 gr. 05 de spartéine. La morphine, ou mieux, le pantopon est indiquée pour donner le calme aux malades et leur permettre une respiration plus profonde et plus facile.

Jadis je faisais pratiquer toutes les six heures un lavage d'intestin à l'eau salée, et j'engageais le malade à en garder le plus possible. Actuellement j'utilise la *méthode de Murphy*. J'introduis goutte à goutte dans le rectum une solution composée de 7 grammes de chlorure de sodium et de 7 grammes de chlorure de calcium pour 1 litre d'eau. J'utilise le bock ordinaire dont la canule est remplacée par une sonde de Pezzer. Le débit est réglé de telle manière qu'il passe un litre de liquide par heure. L'écoulement est interrompu de temps à autre, de manière à faire absorber en 24 heures 8 à 10 litres de sérum. Cette *proctolyse* ne doit pas être prolongée plus de 48 heures, et doit être interrompue dès qu'apparaît de l'œdème à la face, au dos de la main, au cou-de-pied.

Si au bout de vingt-quatre heures le malade n'a rendu ni matières, ni gaz, je fais donner un *lavement purgatif à l'huile de ricin* ; si ce lavement échoue, j'introduis dans l'estomac à la suite d'un lavage un *purgatif salin* (40 grammes de sulfate de soude).

Le pansement est renouvelé deux fois par jour, et à chaque pansement *je pratique l'aspiration* au moyen d'une grosse sonde de Nélaton montée sur l'appareil de Potain et enfoncée jusqu'au fond des drains.

Généralement au bout de 36 ou 48 heures il se produit une évacuation considérable de matières fécales liquides d'une odeur infecte ; les urines deviennent abondantes ; le pouls s'améliore d'heure en heure et le malade moribond la veille se rétablit avec une étonnante rapidité.

Les drains sont enlevés le troisième jour. La plaie, très large les premiers jours, bourgeonne activement et se rétrécit peu à peu. La cicatrisation est obtenue en trois semaines ; et bien que les aponévroses n'aient pas été suturées, les éventrations sont rares.

L'APPENDICITE CHRONIQUE DANS L'ENFANCE ET L'ADOLESCENCE

C'est chez l'enfant et l'adolescent que l'appendicite chronique présente sa forme la plus nette ; aussi ai-je emprunté à des sujets jeunes les 24 observations qui suivent pour faire de cette maladie un tableau aussi clair que possible.

Anatomiquement en effet c'est dans l'enfance seulement qu'on trouve l'appendicite chronique à l'état de pureté, caractérisée par la tuméfaction des follicules clos avec ou sans hémorragies interstitielles, et par quelques lésions de sclérose d'autant moins étendues que l'affection est plus récente. Les organes voisins participent à peine à l'inflammation : le cæcum est normal, la périty phlite et la péricolite sont exceptionnelles, l'épiploïte n'est pas fréquente.

Au point de vue clinique, c'est l'appendicite des enfants qui présente la physionomie la plus nette ; c'est elle en particulier qui provoque tous ces troubles réflexes du côté du tube digestif, tous ces phénomènes d'intoxication générale dont la persistance, en dépit de tous les régimes, suffit souvent à mettre sur la piste de la lésion appendiculaire.

Enfin ce sont les enfants encore qui bénéficient surtout de l'intervention chirurgicale. Chez eux l'opération est formellement indiquée, et il est exceptionnel qu'elle ne donne pas des résultats tout à fait satisfaisants.

Chez l'adulte, au contraire, l'appendicite est bien rarement une maladie isolée ; elle est accompagnée fréquemment de lésions du cæcum, du gros intestin, de l'épiploon, des voies biliaires, de l'ovaire et de la trompe. Son diagnostic est difficile parce que ses symptômes propres disparaissent au milieu des accidents complexes dont souffrent les malades. Enfin l'ablation de l'organe lésé laisse persister très souvent une partie des troubles qui avaient motivé l'intervention.

OBSERVATION I. — Garçon de 9 ans. Douleurs périombilicales depuis plusieurs années ; vomissements fréquents survenant par crises de trente-six ou quarante-huit heures ; pas de fièvre ; il existe à la palpation pendant les crises une douleur dans la fosse iliaque droite ; mauvais état général. Opération le 20 décembre 1906 avec l'aide du Dr Bailly : appendice long, se terminant par un renflement du volume d'une noisette rempli de mucus clair. Les douleurs et les vomissements n'ont jamais reparu depuis l'opération ; la santé est devenue parfaite.

OBSERVATION II. — Garçon de 16 ans. Douleurs fréquentes dans la fosse iliaque droite depuis dix-huit mois. Constipation, selles contenant des glaires et des membranes. Pâleur, amaigrissement, anorexie. Toux sèche sans signes d'auscultation. Le malade présente les apparences d'un tuberculeux à la période de germination. Sur le conseil du Dr Petit (de Pont-sur-Yonne), l'opération est pratiquée, le 27 février 1909, avec l'aide du Dr Larcena. Tous les accidents disparaissent ; les selles deviennent normales et régulières, les douleurs ne se reproduisent plus ; le malade engraisse, retrouve l'appétit et se fortifie considérablement.

OBSERVATION III. — Fille de 14 ans. Douleurs fréquentes dans le flanc droit. Constipation avec selles glaireuses, anorexie, fatigue, pâleur. Opération le 3 avril 1909 avec l'aide du Dr Chamozzi. L'appendice est gros, blanc, épais, avec un rétrécissement scléreux près de sa base. Après l'intervention plus de douleur, ni de constipation ; la malade a bon appétit et reprend ses forces et de l'entrain.

OBSERVATION IV. — Garçon de 13 ans. Entérite muco-membraneuse datant de l'enfance, avec constipation ; douleurs fréquentes dans tout le ventre avec nausées, sans vomissements. A chaque crise le malade souffre de troubles vésicaux, difficulté pour uriner, douleur à la fin de la miction. La palpation montre l'existence d'un point douloureux fixé sensiblement plus bas que le point de Mac-Burney et en dedans de lui. Le toucher rectal réveille la même douleur. Opération le 3 septembre 1909 avec les Drs Lorne et Devilliers. Appendice gros, renflé à la pointe, coudé par des adhérences anciennes. L'amélioration obtenue est considérable ; il persiste seulement une légère tendance à la constipation.

OBSERVATION V. — Jeune fille de 18 ans. Douleurs abdominales par crises, sans localisation, depuis plusieurs années ; vomissements faciles, constipation habituelle. Opération le 25 septembre 1909 avec l'aide du Dr Chamozzi. — L'appendice est très long, enroulé sur lui-même, sans adhérences ; petit piqueté hémorragique. Tous les accidents disparaissent après l'opération.

OBSERVATION VI. — Garçon de 13 ans. Entérite muco - membra-neuse. Pâleur, amaigrissement ; deux petites crisettes légères de deux ou trois jours, presque sans fièvre, avec vomissements et constipation. Douleur sourde constante au point de Mac-Burney. Opération pra-tiquée le 13 décembre 1909 avec l'aide des Drs Magnoux et Bailly, L'appendice est turgescent, enflammé et présente une adhérence épi-ploïque. — Désormais les selles sont normales et régulières. Les dou-leurs disparaissent. Le malade engraisse et reprend des forces.

OBSERVATION VII. — Garçon de 11 ans. Délicat, pâle, maigre. Entérite muco-membraneuse avec douleurs péri-ombilicales et épigastriques qui résistent à tous les traitements. Point douloureux dans le flanc droit provoqué par la palpation. Opération pratiquée le 4 mars 1910 avec l'aide des Drs Lorne. Quelques mois après l'enfant est guéri de son entérite, et se fortifie.

OBSERVATION VIII. — Jeune fille de 19 ans. Depuis 18 mois ou 2 ans elle maigrit, s'anémie, tousse ; à l'auscultation elle présente de la sub-matité au sommet droit et de la diminution du murmure vésiculaire. Elle est soignée longtemps pour un début de tuberculose pulmonaire. Peu à peu des troubles abdominaux attirent l'attention du côté de l'ap-pendice ; douleurs par crises fréquentes avec vomissements ; constipa-tion. Opération pratiquée le 9 mars 1910 avec l'aide du Dr Lorne. L'appendice est gros, dur, blanc avec plusieurs foyers de folliculite hémorragique. Après l'intervention les troubles abdominaux disparais-sent ; la malade ne tousse plus ; l'état général devient très bon.

Observation IX. — Jeune fille de 18 ans. Depuis 6 mois douleurs et vomissements fréquents sans crise aiguë véritable ; constipation avec selles muco-membraneuses. Point douloureux fixe dans la fosse iliaque droite. Opération le 3 juin 1910 avec les Drs Paté et Petit (de Montereau). Appendice blanc, gros et court. Disparition des douleurs et des troubles digestifs.

Observation X. — Jeune fille de 18 ans. Depuis très longtemps vomissements fréquents qui se répètent de plus en plus au point de rendre l'alimentation presque impossible ; constipation ; peu de douleurs. A la palpation on constate la présence d'un cæcum dilaté, et un point douloureux limité dans la fosse iliaque droite. Opération pratiquée le 13 juillet 1910 avec le Dr Salvy. Appendice très long replié derrière le cæcum, dilaté à sa base par un calcul stercoral, après l'opération on constate de l'amélioration. Les vomissements sont moins fréquents, mais persistent toujours ; l'état général est meilleur.

Observation XI. — Garçon de 12 ans. Douleurs, vomissements, constipation depuis un an ; plusieurs crisettes légères. Opération le 9 septembre 1910 avec l'aide du Dr Salvy. Appendice libre, turgescent, avec folliculite hémorragique. Guérison complète de tous les troubles.

Observation XII. — Garçon de 14 ans. Douleurs abdominales par crises avec vomissements. Point douloureux appendiculaire constant. Opération pratiquée le 2 décembre 1910 avec le Dr Salvy. Appendice long, à parois sclérosées, avec folliculite hémorragique. Désormais mange et digère bien, ne souffre plus, se fortifie.

Observation XIII. — Fille de 12 ans. Depuis un an douleurs abdominales fréquentes survenant par crises avec vomissements, constipation. Opération le 23 décembre 1910 avec le Dr Boichut. Appendice blanc, dur, enroulé sur lui-même. Guérison.

Observation XIV. — Garçon de 15 ans. Entérite muco-membraneuse depuis quelques mois. Douleurs fréquentes après les repas. Point douloureux bien limité dans la fosse iliaque droite. Garçon très robuste dont l'état général semble s'altérer un peu depuis que l'alimentation est insuffisante. Opération le 8 mars 1911 avec le Dr Saintive. Bien qu'il n'y ait jamais eu de crise véritable, l'appendice est gros, blanc, court avec une muqueuse rouge sang et un rétrécissement scléreux près de sa base. Guérison. L'opération est trop récente pour qu'il soit possible d'en donner les résultats définitifs. Néanmoins la santé de l'opéré est excellente.

OBSERVATION XV. — Fille de 13 ans. Douleurs, nausées, constipation depuis un an, sans crise aiguë. Point douloureux appendiculaire très net. Opération le 29 mars avec le Dr Salvy. Nous sommes surpris de trouver des lésions étendues, alors que la réaction locale a toujours été très légère. L'appendice est turgescent, congestionné, coudé près de sa pointe, et relié au méso iléo-cæcal par de nombreuses adhérences. La guérison semble parfaite.

OBSERVATION XVI. — Garçon de 9 ans. Présente des troubles digestifs depuis 3 ou 4 ans ; douleurs vagues péri-ombilicales sans localisation dans la fosse iliaque droite ; vomissements faciles et fréquents ; poussées fébriles ; les accidents cèdent habituellement à une purgation. Deux petites crisettes à quelques mois d'intervalle, caractérisées par une douleur au point de Mac-Burney avec défense musculaire, pendant 2 ou 3 jours, sans élévation de température. Mauvais état général : amaigrissement, pâleur, asthénie ; poussées fébriles à l'occasion du moindre exercice, à la suite de l'injection de quelques centimètres cubes d'eau de mer ; submatité au sommet droit avec expiration soufflante et prolongée ; pas de toux ; augmentation de volume du foie. Sur les conseils des Drs Guinon et Chauffard l'opération est pratiquée le 4 avril 1911 avec l'aide des Drs Dodet et Larcena. Les lésions appendiculaires sont bien nettes et relativement étendues, alors que la réaction locale a toujours été très modérée. L'appendice est congestionné, renflé à sa partie terminale, coudé à un centimètre de sa pointe, uni au méso iléo-cæcal par des adhérences anciennes ; la paroi est épaisse, avec un rétrécissement scléreux au niveau de la coudure ; petit piqueté hémorragique au-dessus de la partie rétrécie. Les résultats de l'intervention semblent jusqu'à présent devoir être excellents.

OBSERVATION XVII. — Jeune fille de 17 ans. Troubles digestifs et généraux révélant une infection chronique. Douleurs dans la fosse iliaque droite survenant par crises : la dernière a été accompagnée d'une légère élévation de la température. Opération pratiquée à l'hôpital de Montereau le 8 juin 1911. L'appendice est gros ; son enveloppe péritonéale est vascularisée ; il contient une purée rougeâtre ; la muqueuse épaisse est parsemée de placards hémorragiques. Guérison opératoire, simple ; disparition de tous les troubles.

OBSERVATION XVIII. — Garçon de 13 ans. Troubles digestifs avec douleurs dans la fosse iliaque droite. Accidents récents sans retentissement appréciable sur l'état général. Opération pratiquée le 12 juillet 1911 avec l'aide du Dr Moret. Appendice gros, court, turgescent, contenant des boulettes fécales. Guérison.

OBSERVATION XIX. — Fillette de 10 ans. Accidents abdominaux anciens assez vagues. Douleurs variables d'intensité et de siège ; troubles digestifs légers. Une crisette sans fièvre. avec point douloureux dans la fosse iliaque droite. Opération le 21 juillet 1911 avec l'aide des Drs Petit et Postel. Appendice à méso court, enroulé sur lui-même ; folliculite légère. Guérison.

OBSERVATION XX. — Jeune fille de 17 ans. Douleurs abdominales très anciennes ; dyspepsie ; mauvaise nutrition ; embonpoint exagéré avec anémie et faiblesse générale. Une crise plus vive avec point douloureux à droite décide l'intervention. Opération pratiquée le 22 juillet 1911 avec le Dr Saintive. Appendice gros, court, turgescent, avec follilite. — Guérison ; tous les troubles disparaissent, sauf l'obésité qui a tendance à s'accroître.

Il est facile d'après ces vingt observations de présenter le tableau clinique de l'appendicite chronique d'emblée.

Cette affection consiste en douleurs abdominales spontanées, de siège variable, avec sensibilité à la pression localisée dans la fosse iliaque droite. Ces phénomènes douloureux sont toujours associés à des troubles digestifs et généraux multiples : constipation, vomissements, anorexie, amaigrissement, pâleur, perte des forces. L'évolution purement chronique des accidents est en général coupée de paroxysmes subaigus, survenant sous forme de *crises*, pendant lesquelles les douleurs sont plus vives, mieux localisées à droite, l'intolérance gastrique plus complète, la constipation plus opiniâtre. L'absence habituelle de fièvre, la légèreté de la réaction locale, la disparition rapide des accidents distinguent ces poussées paroxystiques de l'appendicite aiguë vraie. Néanmoins entre les deux formes on trouve tous les intermédiaires ; et beaucoup de crisettes survenant au cours de l'appendicite chronique ressemblent absolument aux attaques légères d'appendicite aiguë, sauf qu'elles surviennent chez des malades habitués à souffrir du ventre, et qu'elles ne présentent pas par conséquent la brusquerie du début qui caractérise la crise appendiculaire franche.

Les *phénomènes douloureux* constituent les symptômes les plus constants de l'appendicite chronique. En général les malades se plaignent de douleurs péri-ombilicales et épigastriques ; il n'est pas fréquent qu'ils indiquent spontanément la fosse iliaque droite comme point de départ de leurs sensations douloureuses. Néanmoins le chirurgien parvient toujours à un moment donné, pourvu qu'il suive régulièrement son malade, et qu'il le palpe méthodiquement, à localiser autour du point de Mac-Burney le maximum de la douleur, et à provoquer dans cette région une certaine défense musculaire. Chez le malade de l'observation IV le point douloureux siégeait bien au-dessous du point classique, et on le découvraitsurtout par le toucher rectal ; d'ailleurs, à chaque crisette le malade se plaignait de troubles vésicaux ; et l'opération démontra que l'appendice était anormalement bas situé dans l'excavation pelvienne au contact de la vessie.

L'importance symptomatique de la *douleur localisée au point appendiculaire* est considérable, à tel point que son absence suffirait à rendre douteux un diagnostic d'appendicite qui s'appuierait pourtant sur tous les autres symptômes.

Les troubles *gastro-intestinaux* sont également très constants dans l'appendicite chronique. Le plus fréquent de tous est le *vomissement*. Tantôt il accompagne les autres troubles digestifs, tantôt il survient isolément. Chez l'enfant surtout il a une importance considérable au point de vue du diagnostic. Comby (1) fait remarquer que les vomissements paroxystiques ou cycliques sont très souvent l'expression d'une appendicite chronique, et de fait l'opération fait en général disparaître les vomissements. L'observation X rapporte un cas semblable.

La *constipation* existe toujours plus ou moins prononcée ; on constate quelquefois des alternatives de diarrhée et de constipation ; il n'est pas rare que les selles soient muco-membraneuses ou glaireuses.

On observe parfois de *l'anorexie élective*. Dans d'autres cas, sans que le malade ait du dégoût pour tel aliment, les troubles digestifs augmentent ou reparaissent après l'inges-tion de cet aliment.

D'ordinaire *l'état général* est plus ou moins altéré. Les malades sont maigres, pâles avec un teint souvent terreux ; ils souffrent de maux de tête ; ils se plaignent d'être sans force. — Les enfants se développent mal ; ils manquent d'entrain ; leurs membres sont grêles ; leur facies rappelle fréquemment celui des adénoïdiens ; et de fait les enfants atteints d'appendicite chronique sont sujets aux angines, aux rhino-pharyngites ; on constate chez eux l'hypertrophie des amygdales et des végétations adénoïdes. Les troubles nerveux, les troubles circulatoires ne sont pas rares : irritabilité, céphalée, lipothymies, refroidissement des extrémités, alternatives de rougeur et de pâleur de la face, palpitations.

L'infection chronique de l'appendice frappe plus ou moins les principaux viscères. Le foie en particulier est souvent touché ; il augmente de volume, les conjonctives sont jaunâ-

(1) J. Comby, Appendicite chronique chez les enfants. *Archives de médecine des enfants*, juin 1910, n° 6, p. 401 à 440.

tres, et l'on peut observer les petits signes de l'insuffisance hépatique.

Si nous résumons tout ce que nous venons de dire, nous constatons qu'en somme l'appendicite ne possède pas à proprement parler de signe pathognomonique. La douleur qui est le symptôme le plus important, est trop variable de caractère, d'intensité et de siège pour qu'on puisse absolument compter sur elle. Les troubles digestifs ne peuvent pas être caractéristiques, puisque ce ne sont que des symptômes indirects relevant de l'infection concomitante du tube digestif, ou d'origine réflexe. Les phénomènes généraux eux-mêmes qui donnent à l'appendicite une physionomie si spéciale, ne peuvent pas à eux seuls imposer le diagnostic, car ils révèlent seulement une infection chronique dont le point de départ peut être ailleurs que dans l'appendice. Il n'en est pas moins vrai qu'en pratique la réunion de tous ces signes chez un malade suffit à éveiller dans l'esprit du médecin averti l'idée de la lésion appendiculaire.

Chez l'enfant, que j'ai particulièrement en vue dans cette étude, il faut y penser sans cesse, sous peine de commettre des erreurs de diagnostic et de thérapeutique parfois irréparables. En voici un exemple :

OBSERVATION XXI. — Je fus appelé il y a quelques mois par un de mes confrères auprès d'une fillette de 7 ans qui souffrait du ventre par crises intermittentes. La douleur était faite de contractions pénibles, sans localisations précises, mais siégeant plutôt *au milieu* du ventre. Tant que durait cette douleur, l'enfant s'immobilisait, refusait toute nourriture. La température s'élevait à peine : 37° 3, 37° 5, 37° 7, suivant les cas. *Les troubles digestifs* étaient *très légers* : anorexie, constipation, *absence de vomissements*. La crise durait quelques heures, puis tout rentrait dans l'ordre. Cette fillette avait mauvaise mine, elle était maigre, peu développée physiquement ; elle manquait d'entrain ; elle aimait à s'isoler, redoutait les jeux bruyants. Sa sensibilité était exquise et son intelligence était certainement supérieure à celle des enfants de son âge.

En présence de ces signes, mon confrère, un excellent clinicien, et moi, nous avions pensé à une simple névrose abdominale, et nous avions éliminé le diagnostic d'appendicite parce que la douleur aussi bien provoquée que spontanée, « évitait soigneusement la fosse iliaque droite ». Après quelques semaines d accalmie une nouvelle crise survint ; les parents ne s'inquiétèrent d'abord pas ; mais *pour la première fois* l'enfant ayant déclaré qu'elle souffrait du côté droit du ventre, on fit appeler le médecin. La situation était déjà extrêmement grave : facies péritonéal ; ventre tendu douloureux surtout dans la fosse iliaque droite ; présence d'une collection liquide dans la région hypogastrique et dans les flancs ; l'enfant ne vomissait pas, mais la constipation était absolue ; les pouls était à 140 avec une température normale. Appelé à mon tour, je ne pus que constater les signes de la mort prochaine, et de fait l'enfant succomba dans la nuit, quatre jours seulement après le début des accidents.

Je crois que cette petite malade est morte de péritonite appendiculaire généralisée ; nous avions envisagé l'hypothèse d'une tuberculose ancienne latente avec crise aiguë foudroyante, mais ce diagnostic, avec lequel nous cherchions à nous consoler, n'est certainement pas le vrai.

Si au cours des examens antérieurs nous avions constaté l'existence d'un point douloureux dans le flanc droit, nous n'aurions pas hésité à rattacher tous les autres symptômes à l'appendicite chronique. Nous avons rejeté ce diagnostic parce que l'enfant souffrait de partout, sauf du point de Mac-Burney. Or il paraît bien démontré que *dans certains cas rares l'appendice enflammé peut n'être pas douloureux, ou du moins peut ne provoquer aucune douleur au point classique.* Le fait est à retenir ; et j'ai pu moi-même dernièrement en vérifier l'exactitude au cours d'une laparotomie qui n'avait pas eu d abord pour but l'appendicectomie, et qui se terminera néanmoins par l'ablation de l'appendice, parce que ce fut le seul organe abdominal qui présenta des lésions.

Instruit par la triste expérience que je viens de rapporter, je serai à l'avenir, chez les enfants du moins, plus interventionniste que jamais ; et je proposerai l'appendicectomie chez tout sujet jeune qui présentera des troubles digestifs et des troubles généraux rebelles à un régime approprié et à une hygiène correcte, et qui souffrira de crises douloureuses abdominales, quel que soit le siège de la douleur.

On a décrit un grand nombre de formes différentes d'appendicite chronique ; une des plus intéressantes est la *forme pulmonaire*.

D'après M. Faisans (1), l'appendicite chronique simule parfois la tuberculose pulmonaire. Les malades maigrissent, perdent leurs forces, souffrent de douleurs thoraciques vagues ; ils présentent le soir une légère élévation de température ; et le moindre exercice suffit à provoquer une réaction fébrile. A l'examen on peut constater au sommet du poumon une diminution du murmure vésiculaire, voire même de la submatité. La présence d'une toux sèche, sans expectoration, vient parfois compléter le tableau. Ces malades sont pris en général pour des tuberculeux et soignés comme tels, jusqu'au jour où une analyse plus exacte des symptômes abdominaux, crises douloureuses avec troubles digestifs, sensibilité dans la fosse iliaque droite, fait songer à la possibilité de lésions appendiculaires ; et de fait, dès que l'attention est attirée de ce côté, l'observation suivie et méthodique du malade ne tarde pas à mettre en évidence l'existence de l'appendicite chronique. L'opération montre alors des lésions anciennes plus ou moins étendues.

(1) Faisans, Sur certaines formes d'appendicite chronique simulant la tuberculose. *Soc. méd. des hôpit.*, 27 janvier 1911.

Un certain nombre d'observations ont été rapportées déjà à l'appui des idées de M. Faisans par Paul Claisse (*Soc. méd. des hôpit.*, 3 février 1911), par Walther, de Massary (*Soc. méd. des hôpit.*, 31 mars 1911). Mes observations II, VIII, XVI, et l'observation XXVI résumée plus loin, peuvent être rapprochées des faits signalés par M. Faisans.

La question qui se pose est en somme très complexe. Le fait certain est le suivant. On rencontre des malades qui présentent à la fois les signes de la tuberculose à la période de germination, et des signes d'appendicite chronique ; souvent même les signes de tuberculose sont prépondérants et masquent plus ou moins les symptômes abdominaux. L'opération pratiquée chez de tels malades montre l'existence de lésions appendiculaires nettes. L'ablation de l'appendice suffit à faire disparaître tous les troubles pulmonaires, abdominaux et généraux.

Il y a trois manières de comprendre la question.

1° Ces malades sont de faux tuberculeux ; ils sont en réalité atteints d'appendicite, et tous les accidents qu'ils présentent relèvent de l'infection chronique provoquée par les lésions appendiculaires. La toux elle-même n'est qu'une variété de toux réflexe, comme il existe une toux utérine, dyspeptique, etc. (Walther). L'ablation de l'organe malade doit nécessairement amener la guérison complète.

2° Ces malades sont réellement des tuberculeux ; mais ils sont atteints en outre d'appendicite chronique. L'ablation de l'appendice les améliore et souvent même leur permet de guérir, parce qu'elle fait disparaître une infection chronique qui aggrave encore leur état, et parce qu'elle permet une alimentation correcte et régulière. Sergent admet que dans certains cas l'appendicite chronique est la première en date, et qu'elle conduit peu à peu le malade à la tuberculose par les troubles dyspeptiques qu'elle entretient, par les difficultés d'alimentation qu'elle provoque, par les spoliations calcaires qu'entraîne l'entéro-colite muco-membraneuse concomitante ; souvent même la décalcification serait hâtée par l'absorption de ferments lactiques qu'on prescrit trop facilement dans ces cas.

3° Enfin il serait possible dans certains cas que les lésions pulmonaires et appendiculaires fussent les unes et les autres de nature tuberculeuse, et que la suppression d'un des foyers permît plus facilement la guérison du second. L'hypothèse de la communauté de nature des lésions a été émise par Poncet, et mériterait d'être vérifiée par l'inoculation des appendices enlevés (*Soc. méd. des hôp.*, 31 mars 1911).

Il est difficile de faire un choix entre ces différentes théories. Il est probable qu'elles contiennent toutes une part de vérité.

Le malade de l'observation II était atteint certainement d'appendicite chronique simulant la tuberculose. Son amaigrissement, son asthénie, son teint terreux, les poussées fébriles qui suivaient le moindre effort étaient dus à l'infection appendiculaire. L'intégrité absolue de l'appareil respiratoire permettait d'éliminer le diagnostic de tuberculose pulmonaire, bien que ce garçon en eût toutes les apparences. Aussi l'appendicectomie l'a-t-elle guéri très rapidement et radicalement.

Les malades des observations VIII et XXVI étaient certainement tuberculeuses. Les signes d'auscultation étaient trop précis pour qu'on en pût douter ; l'une d'elles avait eu d'ailleurs de légères hémoptysies. Mais elles étaient atteintes en même temps d'appendicite chronique qui aggravait leur état, et il a suffi d'enlever l'appendice pour constater une amélioration considérable des lésions tuberculeuses et de l'état général.

Enfin le malade de l'observation XVI, adénoïdien, pâle, chétif, représentait un terrain tout préparé pour faire à la fois de la tuberculose pulmonaire et de l'appendicite chronique.

M. Guinon l'a considéré comme un prétuberculeux, et c'est sur son conseil que nous avons enlevé l'appendice (dont les lésions étaient d'ailleurs très nettes), pour guérir le malade de son infection intestinale, et pour lui permettre de supporter l'alimentation régulière et substantielle dont il a besoin.

Quoi qu'il en soit, le point à retenir c'est que les malades atteints d'appendicite chronique doivent être opérés, qu'ils soient vraiment tuberculeux ou qu'ils en présentent seulement les apparences.

Quelle que soit la forme de l'appendicite chronique, les résultats de l'intervention sont toujours excellents. Les observations que j'ai résumées plus haut constituent autant de preuves convaincantes ; elles sont tout à fait comparables à celles qui ont été rapportées par Broca et Barbet (1). C'est surtout chez les enfants qu'on constate une amélioration extraordinaire, « ils engraissent rapidement, reprennent des forces et des couleurs. Chez quelques-uns on observe une véritable poussée de croissance. Les douleurs ont complètement disparu, douleurs spontanées, coliques, ou douleurs à la pression de l'abdomen. Plus de troubles dyspeptiques ; l'enfant mange bien, il digère encore mieux ; il a souvent même un appétit féroce qu'on est obligé de réfréner. La constipation disparaît, les selles deviennent régulières et faciles. Plus de vomissements, ni de nausées, plus de ces accidents fréquents que la mère traitait d'indigestions, alors qu'il s'agissait de crisettes appendiculaires » (A. Broca et F. Barbet).

Il est bien rare d'ailleurs que les lésions de l'appendice ne viennent pas démontrer d'emblée l'utilité de l'opération, avant

(1) A. Broca et F. Barbet, Résultats éloignés de la résection de l'appendice au cours de l'appendicite chronique. *Presse médicale*, 8 août 1908, n° 64.

même qu'en soient connus les résultats éloignés. Dans tous les cas que j'ai opérés, les altérations de l'appendice étaient évidentes. La lésion la plus fréquente est la folliculite avec piqueté hémorragique. — La sclérose partielle, segmentaire, est fréquente, et indique que l'appendicite est déjà ancienne. Les adhérences, les lésions des organes voisins, cæcum, épiploon sont rares chez les enfants.

J'ai pu me rendre compte que les lésions étaient parfois très avancées dans des appendicites qui avaient présenté très peu de réaction locale, et dont le diagnostic avait été très difficile (Observations XIV, XV, XVI). — Mlle von Mayer a bien établi qu'il ne fallait pas compter sur un parallélisme exact entre l'intensité des signes abdominaux et l'importance des lésions appendiculaires.

Enfin il existe une dernière raison qui justifie encore l'opération. Toute appendicite chronique est susceptible de se compliquer d'une crise aiguë. C'est là le point noir, d'autant plus que cette crise aiguë peut être parfois fort grave. L'observation XXI en est un exemple.

J'ai eu l'occasion d'opérer à chaud cinq malades qui présentaient depuis longtemps des signes d'appendicite chronique. Dans les cinq cas l'appendice était gangrené, perforé, et la péritonite était en voie de diffusion. J'ai eu la chance de guérir mes cinq malades, et de supprimer du même coup la cause des troubles abdominaux et généraux dont ils souffraient antérieurement.

Observation XXII. — Garçon de 11 ans. Douleurs fréquentes depuis l'enfance, constipation très marquée, mauvais état général. Crise aiguë et opération à chaud, le 3 septembre 1906, avec l'aide du Dr Bailly. Appendice gangrené. L'enfant guérit, et dans les mois qui suivent son état général se transforme complètement ; il engraisse et se fortifie considérablement.

OBSERVATION XXIII. — Garçon de 12 ans. Douleurs dans la fosse iliaque droite survenant par crises, avec vomissements ; constipation habituelle. Une crise suraiguë impose l'opération à chaud, qui est pratiquée le 1ᵉʳ avril 1910, avec l'aide du Dʳ Altenbach. Appendice gangrené et perforé ; péritonite généralisée. L'enfant guérit, et depuis son état général est excellent.

OBSERVATION XXIV. — Garçon de 14 ans. Douleurs abdominales par crises. Entérite muco-membraneuse. Enfant pâle, adénoïdien, ayant présenté des petits signes d'insuffisance hépatique. Une crise aiguë impose l'opération ; elle est pratiquée le 19 juillet 1910 avec les Dʳˢ Lorne et Devilliers. Appendice gangrené, perforé, avec péritonite généralisée. L'enfant guérit. Peu à peu les fonctions digestives s'améliorent, et l'état général devient excellent.

OBSERVATION XXV. — Garçon de 17 ans. Douleurs et vomissements fréquents par crises ; constipation. Une opération à chaud est pratiquée avec l'aide du Dʳ Altenbach. Appendice gangrené, perforé, péritonite généralisée. La guérison se maintient absolument parfaite depuis l'intervention.

OBSERVATION XXVI. — Jeune fille de 20 ans. Soignée pour tuberculose pulmonaire (matité et craquements secs au sommet du poumon droit). Troubles dyspeptiques, constipation ; douleurs abdominales. Une crise aiguë nécessite, le 17 décembre 1910, une opération à chaud. Je suis aidé par les Dʳˢ Moret et Raoul. Appendice gangrené, perforé en plusieurs endroits ; plaque de sphacèle sur le cæcum ; péritonite en voie de diffusion. La malade se rétablit rapidement et l'état général devient excellent.

LE TRAITEMENT DES HERNIES ÉTRANGLÉES IN-GUINALES ET CRURALES PAR LA HERNIO-LAPA-ROTOMIE ET LA RÉSECTION INTESTINALE PRATI-QUÉE AU-DESSUS DU COLLET DE LA HERNIE

Lorsqu'une anse intestinale s'étrangle dans un sac herniaire, elle présente deux ordres de lésions, mécaniques et infectieu-ses. Les lésions mécaniques sont les premières en date ; elles consistent en troubles circulatoires qui aboutissent à la for-mation de foyers d'hémorragie et de nécrose. Les lésions in-fectieuses surviennent dès que les lésions mécaniques leur ont préparé le terrain : la muqueuse intestinale mortifiée desquame et permet aux micro-organismes de s'infiltrer dans l'épaisseur de la paroi et de pulluler dans les différentes tuniques, et jus-que dans le sac herniaire ; les lésions mécaniques et infectieu-ses marchent alors de pair et se combinent pour atteindre leur plus haut degré dans la gangrène et la perforation de l'anse étranglée.

Le chirurgien qui intervient au début des accidents peut, en présence de lésions purement mécaniques, se contenter d'un acte mécanique consistant à débrider l'agent d'étranglement et à réduire simplement l'anse herniée. Mais plus tard sa tâ-che deviendra plus complexe, car il devra songer qu'il ne suf-fit pas de libérer une anse altérée et infiltrée de microbes pour mettre son malade à l'abri de toutes les complications. Or ces complications sont multiples. D'abord les accidents d'occlu-sion intestinale et de stercorémie peuvent persister, bien que l'obstacle soit levé, par suite de la paralysie de l'anse malade.

Ensuite des complications infectieuses peuvent survenir soit localement, soit à distance. Localement, l'infection du péritoine, généralisée ou enkystée, succède tantôt à la perforation secondaire de l'anse malade, tantôt au développement dans la cavité péritonéale des germes qui pullulent à la surface de l'intestin. A distance, les principaux viscères peuvent être touchés. L'anse constitue en effet un véritable foyer d'infection d'où les microbes s'échappent rapidement pour se répandre par la circulation dans tout l'organisme.

On peut admettre schématiquement que toute hernie étranglée placera le chirurgien en présence de l'une des trois éventualités suivantes :

1° *L'intestin est sain* avec parfois quelques lésions superficielles qui ne compromettent certainement pas sa vitalité.

2° *L'intestin est douteux.*

3° *L'intestin est franchement sphacélé.*

Dans le premier cas le chirurgien a le droit d'espérer qu'aussitôt l'obstacle levé les tissus reprendront leurs propriétés physiologiques, répareront facilement leurs lésions encore peu profondes, et détruiront rapidement les germes infectieux peu nombreux et peu virulents qui ont pu déjà se glisser au milieu d'eux. Il se contentera, pour parer à tout danger d'infection, de laver longuement et très soigneusement le sac et son contenu avant de débrider l'agent d'étranglement et de réduire la hernie. Grâce à cette précaution excellente sur laquelle Verneuil a si bien insisté, le liquide plus ou moins septique du sac ne peut pas pénétrer dans la cavité abdominale, et le péritoine ne risque pas d'être infecté au contact de l'anse contaminée.

Quand la vitalité de l'intestin est douteuse, le chirurgien a le choix entre différents procédés. Il pourra débrider sans réduire et laisser l'anse étranglée en observation pendant quel-

ques jours. Si les menaces de sphacèle sont très limitées, il
pourra se contenter d'enfouir ou d'exciser la région malade.
Si les lésions sont plus étendues, il pourra invaginer totale-
ment le segment malade dans le bout intestinal inférieur suivant la méthode préconisée par M. Guinard. Ces différents
procédés ne sont pas exempts de tous reproches. Les enfouis-
sements, les excisions partielles sont des opérations trop limitées qui ont le grave défaut d'épargner des tissus suspects
au voisinage des lésions qu'elles ont traitées. L'invagination
de M. Guinard, bien plus séduisante, n'est malheureusement
pas toujours applicable ; elle convient seulement quand le segment malade n'est pas trop friable, quand il u'est pas très
étendu, quand les tuniques des deux bouts intestinaux ne sont
pas trop infiltrés, ni trop rigides.

Je crois que le chirurgien doit être plus radical, et que le
meilleur procédé dont il dispose est l'entérectomie. Ma statistique basée sur 81 cas de hernies étranglées inguinales et crurales me conduit à la conclusion formulée par Delore et Thévenet dans un travail récent (1) : « Réséquer l'anse malade est le
traitement rationnel, c'est la seule conduite qui puisse mettre
à l'abri des complications infectieuses qui rendent si sombre
le pronostic opératoire de la hernie étranglée. »

Les résultats que j'ai obtenus correspondent à ceux qu'ex-
posent Delore et Thévenet. Ils ont opéré 166 hernies étrna-
glées ; dans 137 cas ils ont pratiqué une simple réduction ; la
mortalité a été de 17, 5 0/0 ; dans 29 cas ils ont eu recours
à l'entérectomie, la mortalité a été de 13, 8 0/0. De mon côté,
ma statistique accuse une mortalité de 8, 6 0/0 dans les hernies simplement réduites, et une mortalité de 8, 3 0/0 dans les
hernies avec résection. Fait paradoxal, l'entérectomie a des

(1) Delore et Thévenet, Résections intestinales dans la hernie étranglée.
Revue de chirurgie, n° 6, 10 juin 1909.

suites opératoires plutôt meilleures que la réduction pure et simple.

Si l'intestin est franchement sphacélé, le chirurgien doit réséquer l'anse malade et faire une anastomose en tissus sains.

Il est classique d'admettre que ce procédé excellent doit être réservé seulement aux cas où le malade présente encore un bon état général. Au contraire, quand les accidents datent de plusieurs jours, quand l'intoxication a atteint déjà un degré appréciable, quand le malade est âgé, nos maîtres recommandent de faire un simple anus iliaque. C'est encore le parti qu'ils conseillent de prendre lorsqu'on tombe sur une anse gangrenée et perforée, avec phlegmon stercoral.

Je considère avec tous les chirurgiens qu'il s'agit là d'une bien triste opération. Quand elle sauve le malade, ce qui est rare, elle le condamne à un lamentable avenir, et elle le laisse exposé à des complications de toutes sortes, infections locales diverses, cachexie, etc. Aussi j'ai l'impression qu'on peut et qu'on doit étendre considérablement les indications de l'entérectomie, et se résigner à pratiquer l'anus dans les seuls cas où le malade est presque mourant. Ma statistique contient *six* observations de malades *âgés*, dont la hernie était étranglée depuis 4, 6 et même 8 jours, qui paraissaient très affaiblis, et chez qui l'intervention fit découvrir un intestin franchement sphacélé ; l'entérectomie pratiquée avec anesthésie locale m'a donné *cinq* succès.

La résection intestinale est donc un excellent procédé dans les hernies étranglées où la vitalité de l'intestin est gravement compromise. *Sa technique* mérite d'être précisée.

L'entérectomie peut être pratiquée de deux manières différentes.

Le procédé classique consiste après une détersion soignée du sac à débrider l'agent d'étranglement, et à attirer l'intestin au dehors. Si l'anse est suspecte, elle est largement éviscérée, isolée sur des compresses, et sectionnée en tissu sain. L'anastomose est ensuite pratiquée, et l'anse suturée est replacée dans l'abdomen. L'opération est terminée par une cure radicale ordinaire.

Ce procédé n'est pas sans inconvénients. En dépit de la détersion du sac et de l'isolement de l'intestin, tout l'acte opératoire s'accomplit au milieu d'une région plus ou moins septique ; et quand l'entéro-anastomose est terminée, ce n'est pas sans appréhension que le chirurgien réduit dans la cavité péritonéale l'anse intestinale qui demeure toujours quelque peu infectée. Le danger est au maximum au cas de hernie gangrenée et perforée où le liquide du sac est extrêmement septique et où le sac lui-même se trouve par places sphacélé et putrilagineux.

Il existe un procédé opératoire qui évite toute manœuvre à l'intérieur du sac et partant donne une sécurité très grande. Ce procédé a été décrit par Hesse de Stettin (1), et plus récemment par Delore et Thévenet dans un article déjà cité. Voici pour mon compte comment je l'emploie.

Dans un premier temps je découvre et j'incise le sac suivant la technique ordinaire. Si je me trouve en présence de lésions graves de l'intestin, si l'anse est gangrenée avec ou sans perforation, *je me garde bien de prolonger les manœuvres à l'intérieur du sac et surtout de débrider le collet qui protège le péritoine.* Je cache mon incision sous une masse de compresses, et je change de gants et d'instruments.

Dans un deuxième temps *je pratique une hernio-laparotomie,* et j'ouvre le péritoine au-dessus du collet. Je reconnais les deux bouts de l'anse incarcérée, je les isole avec des com-

(1) HESSE, Traitement des hernies étranglées par la laparotomie. *Muenschener medizinische Wochenschrift,* 8 décembre 1908, n° 49.

presses, et *je résèque l'intestin à distance de l'anse étranglée en plein tissu sain*. Je réunis aussitôt les deux bouts par entérorraphie circulaire ou par implantation latérale.

Dans un troisième temps, je prolonge circulairement l'incision du péritoine tout autour du collet. Puis je ferme la cavité péritonéale par un surjet de catgut sans laisser aucun orifice pour le drainage.

Dans un quatrième temps *le sac et son contenu sont enlevés en bloc*, et je laisse un drain à leur place avant de refermer la paroi.

J'ai fait ainsi 6 interventions avec 5 succès. La seule malade qui est morte présentait une hernie crurale étranglée depuis huit jours, dont le diagnostic n'avait pas pu être fait en temps utile. La laparotomie me montra l'existence d'une péritonite généralisée. Les 6 opérations ont été pratiquées avec la simple anesthésie locale à la stovaïne ou à la novocaïne, et la plupart sans aide.

OBSERVATION I. — *Hernie crurale droite étranglée.— Sphacèle intestinal avec section complète de l'anse au niveau du sillon d'étranglement; — Hernio-laparotomie. — Résection intestinale. — Guérison.*

Femme âgée de 45 ans auprès de laquelle je suis appelé le 3 mai 1909 par le Dr Legourd, de Voulx.

L'étranglement date de huit jours. L'opération a été refusée au début des accidents. L'état général est très grave. Les vomissements ont cessé, mais le ventre ballonné est uniformément douloureux ; le facies est grippé ; le pouls est petit, très rapide ; la température est au-dessous de la normale ; les extrémités sont froides et violacées. Le sac ouvert, l'anse intestinale apparaît flasque, terne, frappée de gangrène. Après débridement du ligament de Gimbernat l'anse est attirée prudemment au dehors. Mais pendant cette manœuvre elle se détache à l'une de ses extrémités, et l'intestin apparaît sectionné circulairement ainsi nettement que s'il avait été coupé d'un coup de ciseaux ; l'autre bout disparaît dans la cavité abdominale. Une laparotomie basse est aussitôt pratiquée. Dès que le péritoine est ouvert il s'écoule au dehors une énorme quantité de liquide jaunâtre d'une odeur nettement fécaloïde. Le bout d'intestin sectionné est retrouvé avec une certaine peine ; il flotte libre dans la cavité péritonéale où il s'ouvre à plein canal.

Une résection est faite en tissus sains à 5 centimètres au moins du segment gangrené qui a lui-même 12 centimètres de longueur. Les deux bouts sont réunis par entérorraphie circulaire.

Le péritoine est refermé en bourse autour d'un gros drain qui sort au niveau de l'arcade crurale.

Les suites opératoires sont remarquablement simples. Le drain donne en abondance pendant 48 heures. L'état général se remonte rapidement. Six semaines après l'opération la malade peut faire 10 kilomètres pour montrer au docteur Legourd la belle santé qu'elle a recouvrée.

OBSERVATION II. — *Hernie crurale droite étranglée.* — *Sphacèle intestinal étendu.* — *Hernio-laparotomie.* — *Résection intestinale.* — *Guérison.*

Femme de 68 ans auprès de laquelle je suis appelé le 5 mai 1909 par le Dr Mathieu, de Villeneuve-l'Archevêque. La hernie est étranglée depuis 6 jours. A l'ouverture du sac la paroi intestinale présente une couleur feuille morte avec de nombreuses suffusions sanguines ; les tissus sont flasques ; une plaque de sphacèle est sur le point de se perforer.

La région désinfectée est cachée sous des compresses. On incise alors largement l'arcade crurale, et l'on pratique une véritable laparotomie basse en ouvrant le péritoine au-dessus du collet. On découvre les deux bouts de l'anse herniée étroitement accolés en canon de fusil à leur pénétration dans le sac. L'intestin est sectionné en tissus sains à quelques centimètres de la hernie, et les deux bouts sont réunis par une anastomose termino-terminale. L'incision péritonéale est prolongée circulairement au-dessus du collet, puis le péritoine est fermé par un surjet de catgut.

Le sac et son contenu sont alors extirpés en bloc comme une tumeur. La peau est ensuite suturée en laissant le passage d'un drain sous-péritonéal. Guérison simple.

OBSERVATION III. — *Hernie inguinale droite étranglée.* — *Sphacèle intestinal.* — *Hernio-laparotomie.* — *Guérison.*

Homme de 75 ans auprès duquel je suis appelé, le 5 février 1910, par le Dr Chappat, de Lorrez-le-Bocage.

Dès l'ouverture du sac l'intestin apparaît gangrené. Après une détersion soigneuse, le sac et son contenu sont recouverts de compresses. Le débridement n'est pas pratiqué. Une laparotomie basse permet de découvrir les deux bouts de l'anse herniée. Une résection suivie d'entérorraphie supprime la partie d'intestin malade, qui est ensuite enlevée en un seul bloc avec le sac qui la contient. Guérison sans incident.

OBSERVATION IV. — *Hernie crurale étranglée.* — *Sphacèle intestinal.* — *Hernio-laparotomie.* — *Guérison.*

Femme de 50 ans, auprès de laquelle je suis appelé, le 17 décembre 1910, par le Dr Petit, de Pont-sur-Yonne.

Le sac contient un liquide séro-sanguinolent. L'intestin est noirâtre, flasque, sans aucune contractilité, sur une étendue de 8 centimètres. On incise d'emblée l'arcade crurale, et on ouvre la cavité péritonéale au-dessus du collet qu'on s'est bien gardé de débrider. Les deux bouts de l'anse étranglée sont sectionnés en tissus sains, et réunis aussitôt par une anastomose termino-terminale. Le péritoine incisé circulairement est suturé au moyen d'un surjet de catgut. Le sac est extirpé avec l'anse intestinale qu'il contient. Drainage. Guérison sans complications.

OBSERVATION V. — *Hernie crurale gauche étranglée.* — *Pincement latéral de l'intestin grêle.* — *Stercorémie et infection péritonéale.* — *Laparotomie.* — *Résection intestinale.* — *Mort.*

Femme de 68 ans auprès de laquelle je suis appelé, le 19 janvier 1911. Cette femme est atteinte d'occlusion intestinale depuis huit jours. Pendant les premiers jours elle a présenté seulement des vomissements et du ballonnement abdominal, tout en continuant à rendre par l'anus des matières et des gaz ; puis les accidents d'occlusion intestinale se sont peu à peu précisés et l'état général s'est profondément altéré. A mon arrivée le ventre est très ballonné ; les vomissements ont cessé, mais ils sont remplacés par du hoquet. Le pouls est petit, rapide. La température est au-dessous de 37. Les extrémités sont froides et cyanosées. Je remarque

au niveau de l'aine gauche la présence d'une petite tumeur du volume
d'une grosse noix, douloureuse spontanément et à la pression. Cette tumeur n'avait pas attiré l'attention du médecin traitant. Bien que l'état
fût très grave, je décide de pratiquer une intervention immédiate. Après
anesthésie locale à la novocaïne, une incision de 12 centimètres est
menée parallèlement à l'arcade crurale à 3 centimètres au-dessus d'elle.
Le péritoine ouvert, un liquide louche s'échappe du ventre, et les anses
intestinales apparaissent rouges, distendues, recouvertes de fausses membranes. L'une d'elles est pincée latéralement dans l'anneau crural.
Après isolement avec des compresses protectrices, elle est dégagée sans
trop de peine. Elle présente une plaque de sphacèle du diamètre d'une
pièce de un franc, entourée d'un sillon très net, près de se perforer en
plusieurs points. Une résection suivie d'anastomose est pratiquée en
quelques minutes, et un gros drain est placé dans le péritoine. Une incision verticale branchée sur la première permet d'enlever le sac, et un
autre drain est placé dans la partie inférieure de cette seconde incision.
— Mort.

Observation VI. — *Hernie inguinale gauche irréductible.* — *Sphacèle
intestinal très étendu.* — *Hernio-laparotomie.* — *Résection intestinale.* — *Guérison.*

Malade de 75 ans auprès duquel je fus appelé le 24 janvier 1911 par
le Dr Salvy, de Sergines.

Cet homme présentait deux volumineuses hernies inguinales irréduc-
tibles depuis plus de vingt ans. Il n'en avait jamais souffert. Depuis
huit jours il avait ressenti quelques douleurs dans sa hernie gauche, et
il avait présenté quelques troubles digestifs assez légers pourtant pour
lui permettre de continuer son travail, petites coliques, diarrhée, embarras gastrique. Brusquement les accidents s'étaient aggravés. La hernie était devenue dure, tendue, douloureuse. Le malade n'avait plus
rendu par l'anus ni gaz, ni matières, et des vomissements étaient apparus. Je fus appelé auprès de lui au bout de 48 heures ; et l'opération
fut aussitôt pratiquée avec anesthésie locale à la novocaïne.

Dès que le sac fut ouvert, il s'échappa un liquide noirâtre d'une odeur
gangréneuse repoussante, et l'intestin apparut avec une couleur feuille
morte caractéristique, flasque et friable dans toute son étendue : il semblait mortifié en masse. Je jugeai dangereux de prolonger les manœuvres

dans ce milieu septique, et je me gardai bien de débrider le collet qui formait une barrière protectrice au-devant de la cavité péritonéale. L'incision fut recouverte de compresses, et je pratiquai d'emblée une hernio-laparotomie qui me permit d'entrer dans la cavité péritonéale en tissus sains au-dessus du collet. Les deux bouts de l'anse étranglée furent facilement reconnus ; ils furent sectionnés à bonne distance du collet et réunis aussitôt par une anastomose terminale. L'incision du péritoine fut prolongée circulairement tout autour du collet, et repérée à mesure avec des pinces. Il fut ensuite très facile de le fermer au moyen d'un surjet de catgut. Le sac et l'anse qu'il contenait furent alors extirpés en bloc. La paroi fut refermée comme dans toute cure de hernie inguinale, mais un gros drain plongeant dans le scrotum fut laissé à la partie inférieure de l'incision.

Le malade guérit sans la moindre complication.

L'examen de la pièce montra dans le sac une anse d'intestin grêle très mollement serrée au niveau du collet, longue de 55 centimètres, gangrenée d'un bout à l'autre. Le mésentère très épaissi était rempli de foyers hémorragiques. Il semblait en somme que les accidents avaient été provoqués par une thrombose des vaisseaux du mésentère plutôt que par un étranglement véritable.

LES INDICATIONS OPÉRATOIRES DANS LA LITHIASE VÉSICULAIRE

Le diagnostic d'une lithiase vésiculaire n'impose pas nécessairement le traitement chirurgical ; l'opération doit être justifiée par l'existence de complications. La plupart des chirurgiens sont d'accord sur ce point ; mais ils diffèrent dans la manière d'apprécier l'importance de ces complications. Les uns se contentent d'un minimum d'accidents bien caractérisés pour proposer l'intervention précoce. Les autres, s'appuyant sur l'autorité de Kehr, admettent que chez beaucoup de malades un traitement médical approprié est susceptible de ramener à la latence une lithiase vésiculaire avérée, et ils conseillent de temporiser le plus possible pour opérer seulement quand tout espoir d'apaisement a disparu.

En réalité c'est la réaction inflammatoire de la vésicule qui justifie l'intervention chirurgicale par son acuité, par sa persistance ou par ses poussées à répétition, par la manière dont elle se propage à distance.

Il convient d'ailleurs de faire observer que cette réaction inflammatoire résulte beaucoup moins de l'action mécanique des calculs que de l'infection biliaire surajoutée. Le calcul, résultat d'une infection ancienne qui peu à peu s'est atténuée, se comporte comme un simple corps étranger et ne provoque aucune réaction. Il peut être indéfiniment toléré si l'infection primitive est bien éteinte. S'il survient au contraire une infection nouvelle, la muqueuse des voies biliaires s'enflamme, et l'on voit se dérouler peu à peu tous les accidents qui marquent les différentes étapes de la lithiase. Le premier en date, la colique hépatique elle-même, relève de la cholécystite et doit être regardée beaucoup moins comme un accident mécanique que comme un accident infectieux.

Tout l'effort du clinicien consistera donc à mesurer la gravité de l'infection d'après l'importance de la réaction inflammatoire pour instituer le traitement le plus rationnel. S'il prévoit que l'inflammation restera superficielle et passagère, il devra temporiser ; s'il constate qu'elle est profonde et durable, il devra recourir sans atermoiements néfastes au traitement opératoire.

Les accidents qui surviennent au cours de la lithiase peuvent être aigus ou chroniques. J'ai observé les uns et les autres ; il peut être intéressant d'exposer les raisons pour lesquelles, suivant les cas, je me suis abstenu ou j'ai agi.

L'analogie m'a toujours semblé grande entre l'infection vésiculaire et l'infection appendiculaire ; et ce que j'ai dit précédemment de l'appendicite aiguë et de l'appendicite chronique pourrait s'appliquer assez exactement à la cholécystite aiguë et à la cholécystite chronique.

CHOLÉCYSTITE AIGUE. — En cas de cholécystite aiguë le chirurgien doit tenter de refroidir la lésion par le repos au lit, la glace comme on le fait dans l'appendicite ; si au bout de 36 ou 48 heures de ce traitement on constate une amélioration même légère (douleur moins vive, température plus basse, pouls calme et mieux frappé, urines plus claires et plus abondantes, langue humide) on doit continuer à temporiser. Si la fièvre reste forte, si le pouls demeure fréquent, si la douleur ne diminue pas, si le facies est toujours altéré, à plus forte raison si la situation s'aggrave, il n'est pas prudent de prolonger plus longtemps le traitement médical, et il convient d'ouvrir la vésicule sans tarder et de la drainer largement.

L'intervention est particulièrement urgente dans les formes graves et toxiques caractérisées par le début brusque, les douleurs intenses, la température très élevée, les frissons violents, la teinte subictérique des téguments, la diarrhée, la tuméfaction rapide de la région vésiculaire.

Il faut intervenir même quand l'infection paraît déjà généralisée et que l'état du malade semble très précaire. J'ai opéré ainsi avec le Dr Fort (de Cerisiers) une malade d'une quarantaine d'années qui présentait un ictère assez prononcé, des accès de fièvre et des frissons, une douleur vésiculaire avec défense de la paroi sans tuméfaction, des vomissements, de la diarrhée, des urines rares très foncées et fortement albumineuses, des symptômes de congestion pulmonaire aux deux bases. L'état général était si grave qu'il paraissait contre-indiquer toute tentative chirurgicale. J'opérai néanmoins, et la situation s'améliora rapidement : l'opérée est aujourd'hui en parfaite santé. Chez cette malade j'ai eu recours à la cholécystostomie, et de fait c'est l'opération qui s'impose ordinairement dans les cas d'infection aiguë. La cholécystectomie qui supprime le foyer de l'infection pourrait sembler préférable ; mais l'ablation de la vésicule prolonge la durée de l'acte opératoire ; elle nécessite des manœuvres plus complexes, des délabrements plus étendus ; elle risque de provoquer la rupture de l'organe altéré ; bref elle est plus difficile et plus dangereuse que le drainage.

CholÉcystite chronique. — Nous retrouvons ici des formes analogues à celles qui ont été décrites dans l'appendicite. Tantôt la cholécystite chronique succède à une cholécystite aiguë, tantôt elle s'installe d'emblée. Cette dernière forme est particulièrement intéressante ; sa symptomatologie souvent obscure ne la désigne pas d'emblée à l'attention du clinicien, qui doit la chercher soigneusement pour la découvrir. Or le diagnostic précoce a d'autant plus d'importance que les accidents provoqués par la lésion vésiculaire sont nombreux et complexes, et que le traitement chirurgical appliqué en temps opportun réussit seul à les supprimer radicalement.

J'ai eu l'occasion de pratiquer récemment une série d'interventions pour cholécystite chronique qui toutes ont réussi et ont apporté aux opérés un soulagement si considérable qu'il a dépassé leurs espérances et les miennes.

La plupart de ces malades éprouvaient depuis longtemps des douleurs dans la région du foie et surtout dans la région de l'estomac, compliquées de digestions pénibles, à tel point qu'ils se considéraient comme de simples dyspeptiques. Parfois ces douleurs continuelles s'exaspéraient sous forme de crises et prenaient les allures caractéristiques de la colique hépatique ; mais *l'absence d'ictère* empêchait l'entourage du malade de songer à une affection biliaire, et les douleurs étaient regardées comme des crises gastriques. Néanmoins la persistance de l'affection, sa résistance à un traitement médical judicieux sans qu'une affection grave de l'estomac puisse être incriminée, l'altération progressive de l'état général avec amaigrissement, teinte terreuse des téguments, neurasthénie éloignaient l'hypothèse de simples troubles dyspeptiques ; et un examen plus approfondi faisait découvrir enfin la cholécystite seule responsable des accidents.

Tous ces malades présentaient un signe commun, analogue à la douleur provoquée au point de Mac-Burney de l'appendicite chronique ; ils accusaient une douleur vésiculaire vive provoquée par la pression sous le rebord costal au niveau du bord externe du droit, et s'accompagnant de résistance de la paroi.

Mais à côté de ce signe physique constant les symptômes fonctionnels se présentaient avec une grande variété.

Chez une malade du Dr Saintive ce sont les coliques vésiculaires qui dominaient le tableau clinique. Elles s'étaient rapprochées peu à peu au point de devenir subintrantes. Une saison à Vichy n'avait amené aucun soulagement ; et le Dr Saintive, las de ne rien obtenir du traitement médical, m'avait confié la malade pour lui enlever ses calculs ; sa vésicule en contenait en effet quatre ou cinq du volume d'une noisette.

Une autre malade, qui me fut présentée par le Dr Altenbach, n'avait pas de coliques proprement dites, mais elle souffrait d'une sensibilité hépatique très vive dont la persistance avait provoqué un état de malaise insupportable. La laparotomie nous fit découvrir au milieu d'adhérences très anciennes et très étendues une vésicule scléreuse rétractée sur cinq gros calculs.

Une malade soignée par le Dr Bailly ne ressentait que des douleurs vagues dans la région épigastrique ; mais ses digestions étaient très laborieuses et elle vomissait la plupart de ses aliments ; elle présentait en outre une entéro-colite-muco-membraneuse opiniâtre. A la palpation on constatait chez elle une tumeur vésiculaire appréciable mais peu douloureuse. Je trouvai dans sa vésicule plusieurs calculs du volume d'une noix.

Une malade que j'ai examinée avec le Dr Lorne avait des crises douloureuses fréquentes et très violentes ; mais surtout les digestions étaient extrêmement pénibles, et elles provoquaient de telles souffrances que la malade redoutait d'absorber la moindre quantité de solide ou de liquide. Sa maigreur était devenue extrême, et sa faiblesse était si grande qu'elle pouvait à peine quitter son lit. Sa vésicule renfermait une vingtaine de petits calculs de la grosseur d'un pois.

Le traitement chirurgical a guéri radicalement toutes ces malades. Les douleurs ont complètement disparu ; les troubles réflexes ont cessé immédiatement après l'opération ; l'état général s'est amélioré d'une manière étonnante. La malade du Dr Lorne, la plus gravement atteinte de toutes, digérait parfaitement tous les aliments qu'on lui présentait sans éprouver aucune souffrance six semaines après l'intervention, et en un mois son poids s'était augmenté de trois kilogs !

En somme les *indications opératoires* peuvent être résumées de la manière suivante :

Un malade qui présente les signes de la cholécystite chronique doit être opéré :

Lorsque la sensibilité vésiculaire s'exagère et présente des paroxysmes douloureux de plus en plus rapprochés en dépit du traitement médical et des cures d'eaux thermales ;

Lorsque les troubles digestifs réflexes, dyspepsie, vomissements, entérite muco-membraneuse rendent l'alimentation difficile et entraînent un dépérissement progressif ;

Lorsque l'état général s'altère et que surviennent l'anémie, l'amaigrissement, la neurasthénie ;

Lorsque les accès de fièvre, l'apparition de l'ictère, la tuméfaction hépatique montrent que l'infection dépasse son lieu d'origine, la vésicule, et progresse dans les canaux biliaires et pancréatiques.

L'indication opératoire existe encore lorsqu'il survient de *l'hydropisie de la vésicule ;* le traitement chirurgical s'impose alors même que les symptômes fonctionnels sont très atténués. A plus forte raison il faut enlever toute vésicule dilatée, douloureuse spontanément et à la palpation, qui provoque des poussées fébriles intermittentes, car il s'agit alors *d'empyème chronique.*

Le traitement médical est absolument illusoire en présence

des accidents que nous venons de décrire. On décrit classiquement deux sortes de thérapeutique médicale suivant que le clinicien soupçonne dans le vésicule la présence de gros calculs incapables de s'engager dans le cystique, ou de petits calculs dont la migration est possible.

Dans le premier cas, le traitement médical se borne à calmer la cholécystite : repos, applications chaudes, opium, régime sévère, en évitant soigneusement les cholagogues.

Dans le second cas, on prescrira, au contraire, les cholagogues : glycérine, huile de Harlem, etc. Mais il faut bien admettre que ces deux sortes de thérapeutique ne conviennent qu'aux cas légers. Le médecin ne devra pas s'obstiner à soigner au moyen de cataplasmes et de piqûres de morphine les cholécystites à gros calculs, lorsque la tolérance vésiculaire ne s'établira pas promptement. Il devra renoncer également à l'espoir de débarrasser complètement la vésicule de ses concrétions calculeuses lorsque le calme définitif ne succédera pas à quelques crises de coliques hépatiques franches, et qu'au contraire les paroxysmes douloureux se prolongeront et se répéteront, en même temps que la santé s'altérera. Dans la lithiase biliaire comme dans toutes les affections médico-chirurgicales, il importe de ne pas laisser passer l'heure du chirurgien. En voulant trop temporiser, on risque de tout compromettre. Au contraire les opérations précoces éviteront les infections aiguës de la vésicule : cholécystes suppurées et gangréneuses ; — elles ne permetttront pas à l'infection vésiculaire d'atteindre la voie biliaire principale, les ramifications intra-hépatiques et les conduits pancréatiques ; — elles empêcheront les calculs de s'arrêter dans le cholédoque au cours d'une migration incomplète, et de provoquer l'obstruction de ce canal avec toutes ses conséquences : angiocholite, cirrhose biliaire, pancréatite aiguë ou chronique ; — enfin elles supprimeront radicalement la possibilité de la dégénérescence cancéreuse de la vésicule chroniquement enflammée. La coïncidence du néo-plasme et de la lithiase est en effet relativement fréquente ; tous les auteurs qui se sont occupés de la question ont démon-tré cette fréquence avec des chiffres troublants.

Enfin l'opération précoce a pour dernier avantage d'être beaucoup plus simple et par conséquent plus bénigne. Je n'ai éprouvé de réelles difficultés que chez la malade du Dr Alten-bach. La péricholécystite était très marquée, les adhérences très anciennes englobaient dans une même gangue fibreuse tous les organes de la région sous-hépatique. Prenant comme point de repère l'encoche hépatique, je dus d'abord décoller et abaisser le côlon transverse, et ce ne fut qu'après trois quarts d'heure de recherches patientes que je parvins à isoler la vé-sicule. Pour amorcer le décollement au niveau de son fond, je fus obligé de sculpter à coups de ciseaux en plein tissu hépati-que. Les suites de cette opération laborieuse furent néanmoins remarquablement simples.

Dans les autres cas je n'ai rencontré aucune difficulté. J'ai toujours employé l'éther comme anesthésique, le chloroforme étant dangereux chez les hépatiques. J'ai abordé la vésicule au moyen de l'incision de Kehr qui donne un jour considérable. J'ai isolé la vésicule tantôt à la manière ancienne en commen-cant par le fond, tantôt en procédant du cystique vers le fond. Ce nouveau procédé a pour avantage de tendre le pédicule vasculaire dont la ligature isolée devient ainsi plus facile (1). Quoi qu'il en soit, les deux points importants de la technique c'est d'abord la recherche et la ligature isolée de l'artère cys-tique ou de ses branches, c'est ensuite l'ablation de la totalité

---

(1) Gosset et Desmarets, Les artères de la vésicule et la cholécystec-tomie. *Bull. et Mém. de la Soc. de chirurgie de Paris,* 4 janvier 1911.

du canal cystique qu'il faut sectionner au ras du cholédoque.
J'ai toujours drainé après l'opération par crainte de l'irruption
de la bile ; mais je n'ai jamais pratiqué le tamponnement conseillé par Kehr ; je me suis contenté de placer un drain au contact du moignon du cystique pendant une huitaine de jours.

PROSTATECTOMIE TRANSVÉSICALE
PRATIQUÉE D'URGENCE CHEZ UN VIEILLARD
DE 76 ANS. — GUÉRISON (1).

Je suis appelé le 25 janvier 1911 par le Dr Moret, de Courlon auprès d'un de ses malades de Vinneuf atteint de rétention d'urine. Je me trouve en présence d'un vieillard de 76 ans dont l'histoire banale est celle d'un prostatique. Depuis le début des accidents, qui remonte à une quinzaine d'années, le malade a été sondé quatre ou cinq fois sans difficulté pour des crises passagères de rétention aiguë. Le dernier accès a été beaucoup plus sérieux que les précédents. Le malade était en voyage, quand, à l'issue d'un repas où il avait mangé et bu beaucoup plus que de coutume, il se trouva dans l'impossibilité complète d'uriner. Il tenta lui-même le cathétérisme sans succès. Deux médecins de la région ne furent pas plus heureux que lui, et il dut revenir à Vinneuf avec une vessie considérablement distendue, urinant par regorgement.

Le Dr Moret et moi nous essayons le cathétérisme avec une sonde de Nélaton, puis avec une sonde à béquille sans le réussir. Je me décide alors à employer une sonde métallique à grande courbure et je parviens à franchir l'obstacle. L'urine est évacuée lentement et incomplètement. J'introduis ensuite sans difficulté une grosse sonde bicoudée de Mercier et je la laisse à demeure par prudence. Quelques jours après le Dr Moret retire la sonde, et comme la rétention persiste, il est obligé de pratiquer le cathétérisme matin et soir. Une nuit le malade tourmenté par le besoin d'uriner veut se sonder lui-même, il fait une fausse route, et provoque une hémorragie abondante sans réussir d'ailleurs à vider sa vessie. Je le revois le lendemain soir ; mais cette fois l'obstacle est infranchissable, et je dois me résigner à pratiquer une ponction suspubienne. Douze heures après la vessie est de nouveau distendue et le cathétérisme est toujours impossible. Que faire ?

(1) Communication à la *Société médicale de l'Yonne*, mai 1911.

En somme la situation est la suivante : le toucher rectal montre l'existence d'une prostate volumineuse ; la palpation indique que la vessie remonte jusqu'à trois travers de doigt au-dessous de l'ombilic. L'état général du malade est encore assez satisfaisant. Il n'y a pas de fièvre ; la langue est humide ; les fonctions digestives s'accomplissent normalement ; le pouls est bien frappé, mais irrégulier. Les poumons présentent des signes d'emphysème avec un peu de congestion des bases. Les urines évacuées les jours précédents par les sondages et par la ponction sont abondantes, claires, sans odeur ammoniacale ; l'analyse y révèle seulement la présence de traces d'albumine. En somme l'infection urinaire est réduite au minimum et les reins semblent suffisants. Seuls les poumons et le cœur sont atteints de lésions anciennes bien tolérées d'ailleurs.

Nous discutons la conduite à tenir. Il y a bien peu de temps encore, nous n'aurions eu le choix qu'entre deux procédés, et nous aurions fait soit une nouvelle ponction hypogastrique, soit une cystostomie. Actuellement nous pouvons songer à pratiquer la prostatectomie. En principe nous sommes bien décidés à guérir radicalement notre malade en le débarrassant de sa prostate. Mais ferons-nous la prostatectomie d'emblée ou en deux temps, en nous contentant pour le moment de pratiquer une cystostomie pour parer au plus pressé ? Sans doute il serait plus classique d'agir en deux temps ; mais l'état général est bon, la vessie est peu ou pas infectée ; le malade ne se trouvera pas dans six semaines ou dans deux mois dans des conditions sensiblement meilleures. D'autre part nous n'oublions pas que le malade, en voulant se sonder, a fait une fausse route et a provoqué une hémorragie abondante, et nous redoutons une infection de la prostate avec abcès. Nous décidons donc de faire la prostatectomie d'emblée.

Nous prenons toutes nos dispositions pour opérer sur-le-champ au domicile même du malade. Le chloroforme, l'éther sont contre-indiqués ; l'anesthésie locale à la novocaïne semble devoir être insuffisante. Je me résigne à pratiquer une rachistovaïnisation ; l'anesthésie obtenue est d'ailleurs parfaite, et se prolonge pendant toute la durée de l'opération sans aucun accident.

La prostate est enlevée en quelques minutes sans la moindre difficulté ; et le malade est replacé dans son lit dans un état très satisfaisant. Les suites opératoires furent assez compliquées. Le cœur se montra résistant, mais les poumons se congestionnèrent. Néanmoins à force de soins le Dr Moret parvint à conduire son malade jusqu'à la guérison complète ; et aujourd'hui son état de santé est absolument parfait. Il n'a ni rétention, ni incontinence. Il urine une fois la nuit, cinq ou six fois le jour. Le jet est puissant : les urines sont claires et abondantes. La *technique* que j'ai suivie est à peu près celle de FREYER.

La vessie est ouverte longitudinalement comme dans la taille hypogastrique. La saillie formée par la prostate est reconnue avec le doigt et la muqueuse vésicale est incisée au bistouri derrière le col de la vessie (Freyer se contente de déchirer la muqueuse d'un coup d'ongle). La main gauche est alors gantée, et l'index gauche introduit dans le rectum soulève la prostate et la rend plus fixe. L'index droit s'insinue sous la muqueuse vésicale par l'incision faite derrière le col, et découvre très facilement un plan de clivage. D'un premier mouvement le doigt dénude toute la face postérieure de la tumeur prostatique ; il poursuit ensuite le décollement sur les côtés puis en avant. Une série de mouvements circulaires dirigés vers le bas achèvent sans peine la décortication, et bientôt la tumeur n'est plus retenue que par l'urètre. Une légère pression du doigt provoque la rupture de la paroi urétrale, et la prostate libérée saute pour ainsi dire dans la main, qui l'amène ensuite au dehors. Ce temps de l'opération n'a pas duré plus de deux minutes.

La vessie est alors lavée avec de l'eau stérilisée chaude pendant deux ou trois minutes et l'hémorragie s'arrête,

Je place alors dans la vessie un drain analogue à celui qui a été recommandé par Marion. Ce drain consiste en un gros tube de caoutchouc moulé portant deux yeux latéraux à son extrémité inférieure, et muni à son extrémité supérieure d'une canule de verre coudée, destinée à l'écoulement des liquides. Un second tube beaucoup plus petit, mais plus long, est accolé au premier ; il sert à l'introduction des liquides. Cet appareil est placé dans la vessie en ayant bien soin de ne pas l'enfoncer trop profondément pour que son extrémité n'aille pas irriter la plaie prostatique. La plaie vésicale est fermée autour du double drain au moyen de deux fils de catgut. La vessie est ensuite fixée aux muscles de la paroi. Puis la plaie abdominale est rétrécie au moyen de quelques crins de Florence. Le pansement est appliqué de manière à laisser un orifice pour le passage des drains.

Dès que le malade est replacé dans son lit, le petit drain est relié au moyen d'un tube de caoutchouc à un bock laveur fixé à 75 centimètres au-dessus du lit. Le gros drain est mis en communication avec un bocal placé à côté du lit. Immédiatement *l'irrigation continue* de la vessie à l'eau bouillie est commencée, et elle est prolongée pendant six jours.

Le sixième jour l'appareil de drainage est changé ; on introduit dans la vessie un seul drain coudé sensiblement plus petit que le précédent. La vessie est alors lavée trois fois par jour par l'urètre sans sonde suivant la méthode de Janet.

Le douzième jour un drain plus petit encore vient remplacer le précédent. On essaie quelques jours après de placer une sonde à demeure, mais elle se bouche, fonctionne mal et elle est très mal supportée : nous décidons de nous en passer.

Le dix-huitième jour le drain hypogastrique est supprimé, et pour que le malade puisse se lever on applique un urinal comme en portent les cystostomisés.

Peu à peu l'orifice se rétrécit et l'urine commence à venir par la verge. Vers le trente-cinquième jour l'orifice se ferme complètement, il s'ouvre à nouveau quelques jours après, mais se referme bientôt définitivement.

Pendant tout ce temps l'état général du malade exige des soins incessants que le Dr Moret lui prodigue avec une patience inlassable : ventouses sèches, injections de spartéine, d'huile camphrée. Finalement un succès complet couronne nos efforts, et notre malade guéri retrouve une véritable jeunesse.

La pièce enlevée pèse 135 grammes. Elle nous apparaît formée de deux masses latérales réunies en arrière par un lobe moyen. La surface de la pièce est parfaitement régulière, lisse, avec par places des faisceaux fibreux disposés circulairement. L'urètre passe au centre de la tumeur ; il est déchiré au-dessus du veru-montanum. Les canaux éjaculateurs ne sont pas compris dans la masse enlevée.

Ces dispositions sont celles qu'on retrouve sur la plupart des pièces opératoires.

Il n'y a qu'un moyen d'expliquer à la fois l'énucléabilité remarquable de la tumeur que j'ai signalée plus haut, l'absence d'hémorragie importante que j'ai notée, les dispositions anatomiques que je viens de décrire, c'est d'admettre que dans *l'opération de Freyer ce n'est pas la prostate elle-même que l'on enlève, mais une masse hypertrophiée adénomateuse développée*

autour de l'urètre dans sa portion sus-montanale. Cette notion a
été soutenue récemment par Marquis (1) ; et Cunéo (2) a démontré que la tumeur se formait aux dépens des glandes péri-
urétrales placées en dedans du sphincter lisse, et non pas aux
dépens des glandes prostatiques proprement dites dont les
culs-de-sac glandulaires se trouvent placés en dehors du sphincter. La prostate refoulée par la tumeur s'aplatit et prend un
aspect feuilleté. Le sphincter urétral se dispose en faisceaux
circulaires autour de la tumeur. Les canaux éjaculateurs res-
tent en dehors des formations adénomateuses.

Ces notions méritaient, il me semble, d'être rappelées. D'a-
bord parce qu'elles renversent les idées classiques, puis qu'elles démontrent que dans la maladie connue sous le nom d'hypertrophie de la prostate, le parenchyme prostatique, loin
d'être augmenté de volume, est au contraire atrophié, et que la
tumeur est formée par des glandes indépendantes de la prostate proprement dite. Ensuite elles présentent un intérêt chirurgical considérable. L'opération de Freyer serait irration-
nelle, et ses beaux résultats seraient incompréhensibles, si elle
avait véritablement pour but d'enlever la prostate elle-même.
Au contraire, elle devient parfaitement logique et repose sur
des bases vraiment scientifiques, si elle s'attaque seulement à
des noyaux adénomateux formés en dedans du sphincter lisse,
au-dessus du veru-montanum et des canaux éjaculateurs, séparés de la prostate par des plans de clivage faciles à trouver,
et privés de pédicules vasculaires importants.

(1) Marquis, Origine de l'hypertrophie prostatique. *Revue de chirurgie*,
1910, t. II, p. 1137.

(2) Cunéo, Du siège anatomique de l'hypertrophie dite prostatique (adéno-
myome péri-urétral). *Bull. et Mém. de la Soc. de chirurgie*, 1911, nº 8,
p. 256.

HÉMORRAGIES INTERNES D'ORIGINE GÉNITALE

Je suis intervenu sept fois pour des hémorragies internes d'origine génitale ; une seule malade est morte. Dans cinq cas où l'hématocèle avait eu pour cause la rupture d'une grossesse extra-utérine, j'ai pratiqué 3 colpotomies et 2 laparotomies.

Dans les deux autres cas la grossesse ectopique n'était pas en cause ; et pour la rareté du fait je tiens à rapporter les deux observations.

Le 14 décembre 1909 dans la soirée je fus appelé à Montereau par MM. les Drs Ballacey et Paté auprès d'une jeune femme de 27 ans qui présentait des accidents abdominaux inquiétants. Le matin même cette jeune femme avait été prise brusquement de douleurs violentes dans le bas-ventre avec tendance à la syncope. L'examen de l'abdomen pratiqué à ce moment ne révéla qu'une sensibilité assez vive, mal localisée, sans aucun signe physique. Cette femme souffrait ordinairement avant et pendant ses règles, et comme c'était leur époque, on crut qu'il s'agissait des douleurs habituelles plus violentes que de coutume.

En dépit du traitement calmant aussitôt institué, aucune amélioration ne se produisit. La douleur resta vive surtout dans la région hypogastrique ; quelques nausées se montrèrent ; le pouls s'accéléra et faiblit ; la pâleur du visage constatée dès le début ne disparut pas. Dans l'après-midi les médecins qui observaient la jeune femme constatèrent au-dessus du pubis, du côté droit, l'existence d'une masse ferme, de contour arrondi, douloureuse à la palpation, qu'ils n'avaient pas découverte le le matin. Quelques heures après cette masse avait sensiblement augmenté de volume ; elle ressemblait alors à un utérus gravide, ou à une vessie distendue. Dans la soirée la tumeur était plus volumineuse encore, et je fus demandé d'urgence. Je trouvai en effet dans le ventre une masse arrondie, rénitente, douloureuse, qui s'élevait à quatre travers de doigt au-dessus du pubis, et se trouvait légèrement rejetée vers la droite. Elle donnait à la percussion une matité absolue qui contrastait avec la sonorité des flancs surtout à gauche ; cette matité ne se déplaçait pas quand on imprimait des mouvements à la malade. La vessie fut vidée sans que l'aspect de la tumeur changeât.

Au toucher les culs-de-sac postérieur et latéral droit faisaient une forte saillie dans le vagin ; et le palper bimanuel donnait une sensation de fluctuation bien nette.

L'état général n'était pas mauvais : le pouls battait 100, assez bien frappé ; la température était normale ; la pâleur du visage était très modérée. Je pensai soit à la torsion du pédicule d'un kyste de l'ovaire, soit à une hématocèle. Mais mes deux confrères me firent observer que le matin même ce kyste n'existait pas. Quant à l'hématocèle il était difficile d'admettre qu'elle ait pu s'enkyster en quelques heures ; et pourtant nous avions bien l'impression de nous trouver en présence d'une poche à parois minces pleine de liquide.

Il me sembla qu'il était prudent d'intervenir le plus tôt possible pour reconnaître *de visu* la nature de cette tumeur.

On plaça de la glace sur le ventre en attendant le jour ; et à la première heure je pratiquai une laparotomie.

Je trouvai un kyste à parois extrêmement minces, arrondi, sphérique, qui pouvait contenir 1 litre 1/2 de liquide noirâtre. Il atteignait à droite le bord de l'excavation, refoulant l'utérus du côté opposé. La trompe et l'ovaire étaient intacts en apparence. La trompe étirée s'allongeait sur la face interne du kyste. En bas la tumeur plongeait entre les deux feuillets du ligament large jusqu'au fond de la cavité pelvienne sans présenter de pédicule.

Il s'agissait donc d'un kyste du ligament large distendu à l'extrême par un liquide hématique. Le péritoine fut incisé très superficiellement en avant de la tumeur vers sa base. Le doigt insinué sous le feuillet péritonéal commença le décollement du kyste, qui fut bientôt facilement terminé. La tumeur s'énucléa sans peine ; mais sa paroi était si mince que j'y fis une déchirure au moment de l'enlever du ventre. L'hémorragie exigea une hémostase minutieuse du ligament large.

Les annexes droites furent enlevées et la paroi abdominale fut suturée en laissant un orifice de drainage.

La malade guérit très simplement. Le kyste contenait un liquide rouge, fluide et des caillots noirâtres en abondance. La paroi inférieure présentait un gros foyer apoplectique, origine du sang qui s'était répandu dans la tumeur.

En somme les accidents étaient dus à une abondante hémorragie intra-kystique.

Auparavant la tumeur très petite était restée cachée dans le fond de la cavité pelvienne sans donner naissance à aucun symptôme précis. Pourtant un chirurgien de Paris qui avait examiné la jeune femme quelques années avant à l'occasion de douleurs vagues dans le ventre, avait fait remarquer que les annexes droites étaient notablement augmentées de volume.

L'hémorragie se produisit sous une cause que j'ignore, et elle réussit en quelques heures à distendre énormément la petite tumeur pelvienne au point d'en faire une grosse tumeur abdominale. Au moment de l'intervention la distension avait atteint son maximum ; la déchirure des parois de la poche était imminente ; elle aurait entraîné vraisemblablement une hémorragie interne rapidement mortelle.

Dans la seconde observation que je vais rapporter, l'épanchement sanguin s'était fait à la fois dans le péritoine et dans le kyste.

Il s'agissait encore d'une jeune femme de Montereau, âgée de 26 ans, qui avait présenté dans les jours où elle attendait ses règles tous les signes d'un petit avortement tubaire : douleur brusque à caractère déchirant, pâleur, petitesse du pouls, vomissements. Les accidents n'ayant pas pris un caractère inquiétant, je ne vis la malade qu'au bout de six semaines.

En pratiquant le toucher vaginal combiné au palper, je trouvai dans le cul-de-sac de Douglas distendu une masse dure qui refoulait l'utérus en avant. A gauche, une seconde masse du volume du poing venait se confondre en dedans avec la première, atteignait en dehors la paroi pelvienne, et faisait saillie dans le cul-de-sac latéral. Je pensai que la première tumeur était une hématocèle, et la seconde un hématosalpynx.

La laparotomie fut pratiquée avec l'aide des Drs Petit et Paté. Le cul-de-sac de Douglas contenait en effet une grosse masse noirâtre formée par d'anciens caillots sanguins. Il existait au niveau des annexes gauches un bloc noyé dans des adhérences. Quand la décortication fut

terminée, je m'aperçus que j'avais manœuvré au milieu du ligament large dont les débris formaient une large surface saignante. Le
bloc enlevé, je me rendis compte qu'il se composait d'un ovaire scléro-
kystique, d'une trompe perméable dans toute son étendue, sans lésion
apparente, d'une tumeur liquide de la grosseur d'une petite orange. Ce
kyste contenait un liquide fluide, d'une nuance ambrée, et un caillot
sanguin aplati, adhérent à la paroi. Toute sa surface intérieure était
unie et régulière. La paroi était uniformément mince, souple et résis-
tante, sauf au niveau du caillot où elle était épaisse et friable.

La tumeur me parut être un petit kyste du ligament large. Je suppo-
sai qu'un foyer sanguin apoplectique s'était formé sous une cause inconnue dans la paroi de la tumeur, et que l'épanchement de sang s'é-
tait fait à la fois dans le kyste et dans le péritoine.

Ces deux observations m'ont paru intéressantes à plusieurs
points de vue.

D'abord les *complications hémorragiques des kystes du ligament large* sont rares. Elles sont signalées par nos classiques,
mais les observations que j'ai pu lire ne sont pas tout à fait comparables aux miennes. Dans le cas de M. Segond il s'agissait bien d'un kyste enclavé dans le ligament large, mais ce
kyste était un cysto-épithéliome végétant. Dans le cas de Coc-
quelet (thèse de Paris, 1897) la tumeur enlevée par Nélaton
avait une paroi farcie de foyers hémorragiques.

D'autre part, mes deux observations peuvent servir de contribution à l'histoire des hématocèles survenant en dehors de la
grossesse ectopique.

On pourrait m'objecter que pour ma seconde malade la dé-
monstration n'est pas faite, et que le kyste séro-hématique
constaté n'était que le reliquat d'un œuf tombé dans le péritoine à la suite d'un avortement tubaire. L'aspect macrosco-
pique ne permettait pas de soutenir cette hypothèse ; mais
j'avoue que l'examen microscopique n'a pas été fait.

Quoi qu'il en soit, il est certain que dans ma première observation il ne s'agissait pas de grossesse ectopique. Nous nous sommes bien trouvés en présence d'un kyste distendu par une abondante hémorragie. Sans doute l'hématocèle ne s'est pas produite, mais elle était imminente. L'amincissement des parois était telle que vraisemblablement la déchirure serait survenue avant que le sang ne se fût résorbé et que l'hémostase ne fût définitive ; elle aurait certainement entraîné une hémorragie interne abondante.

LE TRAITEMENT SANGLANT
DANS LES FRACTURES

Ma statistique ne comprend qu'un très petit nombre de cas de fractures traités par la méthode sanglante. D'ailleurs la chirurgie des fractures est, à l'heure actuelle, une chirurgie d'exception, réservée par ses plus chauds partisans à des cas rares, bien déterminés, dans lesquels les moyens habituels de traitement sont d'une insuffisance manifeste.

Les chirurgiens sont d'accord pour intervenir dans les *fractures ouvertes*, dans le but de protéger le foyer de fracture contre l'infection.

Ils admettent également qu'il faut opérer les fractures dont la *réduction* est *impossible* par suite de la situation des fragments, ou de l'interposition entre les os de tissus fibreux et musculaires.

L'intervention est justifiée encore dans certaines fractures dont la *consolidation* est ordinairement *imparfaite* (olécrane, rotule) ; et dans celles qui aboutissent toujours à un *résultat fonctionnel mauvais* avec les anciennes méthodes de traitement (la liste de ces fractures varie d'ailleurs avec chaque chirurgien).

L'ouverture du foyer de fracture s'impose dans tous les cas où des *lésions vasculaires et nerveuses* importantes compromettent la vitalité du membre.

Enfin, il faut opérer les *fractures anciennes* qui s'accompagnent de *pseudarthroses* et de *cals défectueux*.

En somme, et c'est là le point intéressant pour le praticien, la plupart des fractures fermées et récentes que nous observons couramment n'exigent pas le traitement sanglant. Les anciennes méthodes de réduction et de contention donnent ordinairement entre des mains exercées des résultats très satisfaisants.

D'ailleurs l'intervention sanglante présente des dangers et des inconvénients qui suffiraient à la faire rejeter de la pratique courante : dangers provenant de l'infection toujours possible, et difficilement évitable du foyer de fracture ; inconvénients résultant du retard dans la formation du cal, et de l'élimination des corps étrangers qui ont servi à contenir les fragments.

J'ajouterai que la chirurgie des fractures est une chirurgie difficile entre toutes, et qui ne peut donner de résultats vraiment parfaits qu'entre les mains de chirurgiens, tels que Lane ou Lambotte, qui s'y sont consacrés entièrement, et qui ont eu l'occasion d'appliquer à des centaines de cas leur instrumentation et leur technique.

Pour mon compte j'ai obtenu par les anciens procédés un rétablissement fonctionnel satisfaisant, sinon une réparation anatomique parfaite, dans la plupart des fractures diaphysaires que j'ai eu à traiter. Il me semble qu'aucun de mes malades n'aurait retiré un bénéfice appréciable du traitement opératoire, et je me félicite de ne leur avoir pas fait courir les risques de l'intervention. Pourtant je dois dire que je n'ai pas pu obtenir de réduction correcte dans certaines fractures obliques de jambe avec chevauchement. Je n'ai pas non plus été très heureux dans les fractures du col fémoral et du col huméral avec déplacement important, ni dans les fractures du coude. Ce sont là des fractures dont on peut annoncer à l'avance que le résultat fonctionnel sera mauvais avec les méthodes habituelles de réduction et de contention ; aussi je les placerais volontiers parmi celles qui réclament le traitement sanglant.

Jusqu'à ce jour j'ai eu l'occasion d'intervenir pour un certain nombre de fractures ouvertes, pour quelques rares fractures fermées et récentes, pour des fractures anciennes dont la consolidation avait été défectueuse. Ma pratique a été la suivante.

Dans les *fractures ouvertes* les indications m'ont semblé variables suivant les dimensions de la plaie cutanée, l'importance des lésions osseuses, et l'étendue des délabrements des parties molles. En présence d'une plaie petite, non souillée, et d'une cassure nette, je me contentais de désinfecter la peau, de débrider légèrement la plaie, et de nettoyer superficiellement le foyer de la fracture sous un jet d'eau bouillie très chaude. L'application d'un pansement aseptique sec et d'un appareil plâtré complétait cette intervention très simple. — Si la solution de continuité cutanée présentait quelque étendue, si la fracture comminutive se compliquait de saillies fragmentaires difficiles à réduire, j'ouvrais largement le foyer de fracture de manière à bien exposer tous les fragments osseux. Je pratiquais ensuite un nettoyage prolongé de la cavité au moyen de plusieurs litres d'eau bouillie salée, très chaude (les antiseptiques sont à rejeter dans la crainte d'amoindrir la vitalité des tissus). Le foyer était alors régularisé, c'est-à-dire que les esquilles isolées étaient enlevées, et que les débris musculaires et aponévrotiques étaient excisés. Enfin les fragments fracturés étaient mis en contact (c'est là la partie la plus délicate de la besogne).

Dans mes premières opérations j'ai voulu trop bien faire. Désireux d'obtenir une coaptation idéale, j'ai cherché à suturer solidement les fragments osseux au moyen de fils métalliques.

Il m'a fallu pour cela me livrer à des manœuvres complexes au cours desquelles j'ai aggravé nécessairement les dégâts au niveau des parties molles et du périoste. Trois de mes malades ont fini par guérir après plusieurs mois d'immobilisation; encore a-t-il fallu, pour hâter la consolidation de la fracture et la fermeture de la plaie, que je procède à l'ablation des fils métalliques. — Un autre opéré fut moins heureux. Il était atteint, il est vrai, d'une fracture de jambe compliquée, comminutive, à gros fragments. Je tentai un véritable travail de mosaïque, et je réussis à maintenir les pièces osseuses multiples péniblement assemblées au moyen de ligatures de fils de bronze. Le résultat immédiat sembla excellent ; mais les fragments osseux, bien que parfaitement coaptés, restèrent sans vitalité, et la cicatrisation osseuse ne se produisit pas. La nécrose tardive des os fracturés, compliquée ultérieurement d'accidents infectieux du côté des parties molles, m'obligea à pratiquer l'amputation de la jambe au lieu d'élection. Convaincu d'avoir suivi une mauvaise technique, j'ai renoncé depuis à pratiquer la suture dans les fractures ouvertes.

Actuellement je me contente de désinfecter soigneusement le foyer, d'enlever les fragments osseux qui sont condamnés à se mortifier, ou qui gênent la réduction, et de coapter les os fracturés aussi parfaitement que possible. Je maintiens la réduction au moyen d'un simple appareil plâtré, comme s'il s'agissait d'une fracture fermée banale. Les quatre derniers malades que j'ai traités de cette manière, ont guéri bien plus vite que les précédents, sans faire aucune complication, et le résultat fonctionnel a été excellent.

Je conclus donc en disant que la suture des os fracturés n'est jamais indiquée dans les fractures ouvertes : 1° parce que les dégâts produits par l'opération viennent s'ajouter à ceux du traumatisme pour amoindrir la vitalité des tissus, et faciliter l'apparition des accidents infectieux ; 2° parce que la réparation osseuse est plus rapide et meilleure quand on ne fait pas de suture.

Je suis intervenu deux fois seulement pour des *fractures fermées récentes.* Dans l'un des cas il s'agissait d'une fracture de la rotule. La consolidation osseuse spontanée ne se produisant jamais dans cette fracture, tous les chirurgiens sont d'accord pour utiliser le traitement sanglant. Le cerclage m'a donné un résultat satisfaisant.

Dans le second cas, j'ai dû intervenir pour une fracture irréductible de l'extrémité supérieure de l'humérus chez un enfant de 4 ans. Le résultat anatomique et fonctionnel a été parfait ; en voici l'observation.

OBSERVATION. — *Fracture de l'humérus à l'union de son tiers supérieur et de son tiers moyen. — Réduction sanglante sans fixation des fragments. — Guérison parfaite.*

Enfant de 4 ans auprès duquel je fus appelé par le Dr Petit (de Montereau). L'enfant jouait auprès d'une machine agricole en marche, quand il eut la fâcheuse idée d'essuyer avec un morceau de linge l'arbre de la machine. Le membre supérieur gauche fut saisi et se trouva pour ainsi dire enroulé autour de l'arbre. L'avant-bras fut d'abord fracturé à sa partie moyenne, puis le bras à son tiers supérieur. Le corps tout entier suivit le mouvement ; et la tête entraînée à son tour vint heurter le bâti de la machine. Le choc produisit une plaie profonde longue de trois centimètres au niveau du bord inférieur de la mâchoire. La machine put alors être arrêtée ; et l'enfant fut retiré de sa dangereuse position.

Quelques heures après l'accident, je pratique sous chloroforme, avec l'aide du Dr Petit, la réduction de la fracture des deux os de l'avant-bras, et la suture de la plaie de la mâchoire. Mais il m'est absolument impossible de réduire la fracture de l'humérus. Le fragment inférieur porté en haut et en dehors a traversé les muscles, et sa pointe se trouve fixée dans les couches profondes de la peau ; tous nos efforts sont impuissants pour l'en déloger. Une radiographie, exécutée par le Dr Bailly quelques jours après, montre les lésions suivantes : trait de fracture fortement oblique en bas et en dehors ; fragment supérieur basculé en dehors ; fragment inférieur porté en haut et en dehors, avec une légère rotation sur son axe vertical de dedans en dehors. La réduction sanglante ayant paru nécessaire, je la pratique avec l'aide des Drs Petit et Postel.

Je fais une incision verticale semblable à celle de la résection de l'épaule. Les deux fragments osseux sont séparés par toute l'épaisseur du deltoïde. Le fragment inférieur a traversé le muscle de part en part et s'est implanté dans la peau. Je le libère et le refoule en dedans et en bas sans difficulté. Le fragment supérieur est abaissé à son contact. La gaîne périostique est soigneusement reconstituée au catgut. Puis les plans musculaires sont réunis solidement au-devant de l'os. La peau enfin est suturée au moyen de crins sans drainage. Un appareil plâtré est appliqué très exactement par-dessus le pansement ; il moule le membre et s'oppose à tout mouvement des os fracturés. Cet appareil est enlevé trois semaines après. Le résultat obtenu nous démontre que la réduction a été parfaitement maintenue. L'enfant peut exécuter immédiatement tous les mouvements qu'on lui commande avec leur amplitude normale. Une radiographie montre que la coaptation est absolument parfaite.

Je suis intervenu deux fois seulement pour des *fractures anciennes*. Dans la première il s'agissait d'une fracture de l'extrémité inférieure du radius vicieusement consolidée ; je fis une ostéotomie, et j'appliquai un appareil plâtré pour maintenir le redressement. La main impotente retrouva tous ses mouvements.

Dans le second cas, j'intervins pour une pseudarthose du tibia.

OBSERVATION. — Homme de 60 ans auprès duquel je fus appelé par le Dr Saintive (de Villeneuve-la-Guyard). Cet homme, atteint de fracture de jambe au tiers inférieur, a conservé son appareil plâtré pendant le temps nécessaire normalement à la consolidation. A l'ablation de l'appareil on trouve une mobilité aussi complète que le jour de l'accident. J'examine le blessé quelques jours après. La douleur fait complètement défaut au niveau du foyer de fracture, et la crépitation osseuse n'est pas perceptible. Mais il existe une mobilité anormale très étendue. Les fragments, faciles à palper dans le membre atrophié, ne présentent aucune tuméfaction appréciable. Le déplacement est classique, c'est-à-dire que le fragment supérieur pointe en avant, et que le fragment inférieur déplacé en haut et en arrière, provoque l'antécourbure angulaire de la jambe et l'équinisme observés dans cette variété de fracture. Le traitement opératoire proposé n'est accepté qu'après plusieurs semaines d'hésitation.

Je pratique l'intervention avec l'aide des Drs Saintive et Raoul.

Une incision verticale découvre le foyer de fracture. Les deux fragments sont fortement écartés l'un de l'autre, et entre eux s'interpose un éclat osseux de forme cubique ayant environ un centimètre de hauteur. Le fragment est engainé dans une gangue fibreuse qui le rattache lâchement aux deux bouts de l'os fracturé. Ces deux bouts, l'inférieur surtout, sont effilés, amincis et semblent frappés d'ostéite raréfiante. L'éclat osseux interposé est enlevé ; le tissu fibreux est excisé ; les extrémités osseuses sont mises à nu et avivées ; leurs pointes sont réséquées sur une hauteur de un centimètre, puis elles sont mises en contact par une large surface. La réduction paraît facile à maintenir. Néanmoins, par prudence, et bien que l'utilité n'en soit pas absolument démontrée, j'entoure les deux os d'un gros catgut que je serre fortement. La gaîne périostique est reconstituée aussi complètement que possible ; les parties molles sont réunies ; et le membre est placé dans un plâtre, où il reste quarante jours. A l'ablation de l'appareil la mobilité est encore très manifeste, mais il y a une ébauche de cal. On pratique des massages journaliers ; on prescrit du phosphate de chaux et de la poudre de corps thyroïde. Peu à peu la consolidation fait des progrès et le malade commence à poser son pied à terre. Une paralysie du membre supérieur provoquée par les béquilles retarde le rétablissement ; mais au bout de quelques mois le blessé parvient à marcher avec une canne.

En somme dans ce cas la consolidation a commencé à partir du moment où la réduction a été parfaite. Cette réduction n'a pu être obtenue que par une opération ; mais pour la maintenir il n'a pas été nécessaire de pratiquer aucune ligature ou suture métallique ; le simple appareil plâtré a été très suffisant.

Le point intéressant de ces observations est le suivant.
Les fragments coaptés après ouverture du foyer de fracture
ont été maintenus par un appareil plâtré, sans qu'ils aient
été fixés par aucune suture, ligature ou prothèse métallique.
Le fil de catgut n'a eu pour but que d'assurer le contact des
fragments pendant l'application de l'appareil plâtré. Or, dans
tous les cas la coaptation a été conservée, et après consolidation
la réduction s'est montrée parfaite.

Ces résultats justifieraient l'opinion formulée à la Société de
chirurgie par Willems (de Gand), Walther, Lucas-Championnière, Broca, etc. (1) : « La réduction sanglante sans fixation, déclare M. Willems, constitue la meilleure formule du
traitement opératoire des fractures dans les cas exceptionnels
où ce traitement est indiqué.... Toute fixation, même par un
simple fil, doit être déconseillée.... Il faut bien se persuader
que c'est l'appareil, et lui seul, qui doit assurer le maintien de
la réduction. » M. Lucas-Championnière ajoute que « la réparation sans suture est plus rapide et plus satisfaisante que celle
que donne la suture osseuse. »

Je cite ces opinions, de même que j'ai rapporté mes observations, sans prendre parti dans le débat, car mon expérience
est actuellement beaucoup trop restreinte. Mais je dois ajouter
que Lambotte, qui a eu l'occasion d'opérer plus de cinq cents
fractures, soutient que la réduction sanglante, suivie de la
contention directe des fragments, lui donne, grâce à une
asepsie stricte, des résultats excellents, c'est-à-dire : recons-
titution parfaite de la forme de l'os ; consolidation rapide ;
rétablissement fonctionnel intégral. Ses procédés de choix
sont le vissage simple, le vissage avec plaque, le cerclage, et
surtout le vissage avec tuteur externe ou procédé du fixateur,
qui semble pouvoir rendre de grands services dans les fractures diaphysaires.

(1) *Bull. de la Soc. de chirurgie*, janvier 1909.

L'AVENIR DES ANÉVRISMES EXTERNES
GUÉRIS SANS EXTIRPATION

On dit d'un anévrisme qu'il est guéri lorsque le sac s'oblitère d'une manière définitive après coagulation du sang contenu dans sa cavité. Le principe commun de toutes les méthodes chirurgicales destinées à obtenir cette guérison est d'arrêter, ou au moins de ralentir la circulation dans l'intérieur de la poche pour favoriser la formation des caillots ; ce résultat peut être obtenu par la compression directe ou indirecte, par la ligature simple ou double.

Que devient, après guérison, un anévrisme dont la poche n'a pas été extirpée ?

Les observations de sujets guéris et suivis pendant de longues années sont très rares. Nous avons eu la bonne fortune de rencontrer un malade traité par Tillaux en 1886, et que nous avons débarrassé de sa poche anévrismale vingt-cinq ans après. Voici l'observation de ce malade. La pièce enlevée a été présentée à la Société anatomique à la séance du 2 juin 1911.

Le malade est âgé aujourd'hui de 65 ans ; l'anévrisme proplité apparut avec tous ses caractères vers l'âge de 40 ans. En quelques semaines la tumeur atteignit le volume d'une grosse orange ; les douleurs vives, l'œdème du membre, la parésie des muscles de la jambe révélèrent rapidement l'existence de troubles circulatoires et nerveux fort graves. Le malade, sur les conseils de son médecin, le Dr Quenouille de Sens vint trouver Tillaux à l'Hôtel-Dieu. Après une diète sévère de quelques jours on pratiqua la compression indirecte. Tillaux fit comprimer l'artère fémorale avec le doigt au niveau de l'éminence ilio-pectinée. Un sac de plomb posé sur la main de l'opérateur rendait la compression plus efficace et plus facile. Les battements disparurent complètement après vingt-trois heures et demie de compression exercée sans aucune interruption. Tillaux rapporte cet heureux résultat dans son *Traité d'anatomie topographique* (1). Des accidents de gangrène du pied retardèrent la guérison définitive. Une escarre profonde se forma à la face externe du talon. La réparation ne fut complète qu'au bout de cinq mois de soins, après l'extraction d'un grand nombre de fragments osseux mortifiés. Le malade rentra chez lui dans un état très satisfaisant. La tumeur proplitée était toujours volumineuse, mais elle ne provoquait plus aucune douleur ; les mouvements de la jambe étaient faciles ; seuls certains mouvements du pied restaient difficiles ; le malade steppait en marchant.

Pendant près de vingt-cinq ans la situation demeura à peu près stationnaire. Par moment il se produisait quelques élancements douloureux ; la fatigue déterminait facilement de l'œdème au niveau du cou-de-pied ; le pied, de plus en plus lourd et inerte, rendait la marche sans cesse plus difficile.

Vers le mois de juillet 1910, la tumeur augmenta brusquement de volume et redevint douloureuse ; et le malade dut se résigner à faire usage de béquilles. Le Dr Bailly de Sens m'adressa le malade.

Le 26 septembre 1910, je constate dans le creux poplité l'existence d'une tumeur du volume des deux poings, nettement fluctuante, sans battements, sans mouvements d'expansion, sans bruit de souffle à l'auscultation. Toute la partie inférieure de la jambe est le siège d'un œdème dur. La peau est lisse, brillante, d'une coloration violacée. Le pied est froid ; il est à peu près complètement inerte ; le malade peut encore contracter très faiblement son triceps surral et étendre légèrement le gros orteil. La sensibilité est diminuée, mais elle n'est nulle part entièrement abolie.

Le malade accepte l'intervention chirurgicale qui lui est proposée ; elle est pratiquée le 24 octobre 1910 avec l'aide des Drs Bailly et Dodet. Je découvre deux poches. L'une superficielle, de la grosseur d'une orange, a des parois minces ; elle se laisse isoler très facilement des tissus environnants. L'autre profonde, de la grosseur d'un œuf de poule, est noyée dans le tissu fibreux dense qui remplit le creux poplité

(1) TILLAUX, *Traité d'anatomie topographique* (7e édit., 1892, p. 1027).

et englobe tous les organes. Ces deux poches communiquent l'une avec l'autre par un canal très court et étroit, qui traverse l'aponévrose suivant la disposition dite en bouton de chemise. L'isolement de la poche profonde sous-aponévrotique est extrêmement pénible. J'essaie d'abord de dégager les deux nerfs sciatiques en les disséquant de haut en bas : la tâche est malaisée, parce qu'ils se confondent intimement par places avec le tissu scléreux qui les entoure. La découverte des vaisseaux est encore plus pénible. Je parviens à la partie supérieure à dénuder le cordon vasculaire, mais plus bas les parois de la poche adhèrent si intimement aux vaisseaux que toute séparation est impossible, et je me contente de sculpter une gaîne vasculaire dans la gangue fibreuse épaisse qui limite la tumeur à sa partie profonde. Il ne fallut pas moins d'une heure et demie pour terminer ce pénible travail. La dissection du creux poplité est alors complète. Il persiste seulement au-devant du cordon vasculaire une petite plaque fibreuse ayant deux centimètres de longueur, un centimètre et demi de largeur et quelques millimètres d'épaisseur. L'artère poplitée, cachée sous cette plaque, bat faiblement.

La bande d'Esmarch qui a été placée à la partie supérieure de la cuisse avant de commencer l'opération est alors enlevée. Le suintement sanguin est insignifiant, comme si tous les vaisseaux collatéraux, pourtant nombreux dans cette région, avaient disparu, étouffés par le tissu fibreux.

Les suites opératoires furent satisfaisantes, et au bout de quelques semaines l'opéré put marcher avec des béquilles d'abord, puis avec une canne.

Actuellement néanmoins la jambe et le pied sont toujours œdématiés, la peau est brillante et violacée, les muscles sont encore parésiés. Il persiste en somme des troubles circulatoires et nerveux qui vraisemblablement ne s'amélioreront plus beaucoup.

Les deux poches extirpées n'ont pas la même structure. La poche superficielle a des parois très minces, sa surface intérieure est lisse ; le liquide qu'elle contient est trouble, de coloration jaune clair. La poche profonde a des parois très épaisses ; sa face interne présente un aspect inégal, tomenteux ; elle est recouverte de masses brunes, irrégulières, très friables ; elle contient un liquide épais, de couleur ocre, dans lequel se trouvent en suspension de petites particules brillantes.

Ce qui ressort de cette observation et en fait l'intérêt, c'est que *l'inflammation chronique du tissu cellulaire et des organes qui entourent un sac anévrismal persiste même après la guérison de l'anévrisme.*

Ce phénomène s'explique d'ailleurs aisément. L'oblitération du sac après coagulation du sang qu'il contient, supprime uniquement les troubles mécaniques provoqués dans la paroi artérielle et dans les parties voisines par les battements de l'ondée sanguine.

Or ce n'est pas seulement sous l'influence de la poussée excentrique exercée par la circulation que l'anévrisme tend à s'accroître et à envahir les parties voisines ; il faut faire intervenir également la diffusion autour de l'artère de l'agent toxi-infectieux (de nature syphilitique dans la plupart des cas), qui a déterminé l'apparition du noyau d'artérite et préparé la formation de la dilatation anévrismale. Les modifications si remarquables des organes voisins sont dues à la propagation des lésions inflammatoires émanées de l'artère. Les os, les organes fibreux présentent des pertes de substance non pas seulement parce qu'ils sont usés mécaniquement, mais parce que leurs éléments solides dégénèrent et se raréfient sous l'influence de la même cause spécifique qui a détruit peu à peu les fibres élastiques et musculaires de la paroi artérielle. Le tissu cellulaire, les vaisseaux et les nerfs qu'il contient, subissent également l'action nocive de l'agent pathogène qui a provoqué les lésions de l'artère, et ils sont à leur tour frappés de sclérose.

S'il en est ainsi, on conçoit que l'oblitération du sac soit incapable d'amener la guérison complète et définitive de l'anévrisme. La suppression de l'irritation mécanique ralentit considérablement la marche des lésions, mais la persistance de la cause pathogène initiale conserve malgré tout une certaine activité au processus inflammatoire.

C'est du moins ce qui s'est passé chez notre malade. Il est impossible d'admettre que les lésions qui se sont produites autour de son anévrisme guéri soient dues simplement à des phénomènes de rétraction cicatricielle.

Cliniquement, l'augmentation de volume de l'ancienne poche anévrismale, et l'apparition d'un diverticule plus important que la poche elle-même sous la pression de l'épanchement séreux qui s'était formé dans sa cavité, l'envahissement progressif de la peau à la partie culminante de la tumeur, la douleur dont elle était le siège, la coloration rosée qu'elle avait prise, indiquaient un travail inflammatoire relativement actif.

Une conclusion thérapeutique s'impose.

Un malade qui présente un anévrisme externe doit être soigné à la fois chirurgicalement et médicalement. Chirurgicalement l'*extirpation* de la poche anévrismale s'impose, puisque la simple oblitération du sac, après coagulation du sang qu'il contenait, est incapable d'amener la guérison complète et définitive. — Le traitement médical est également nécessaire pour combattre la cause qui a provoqué la lésion artérielle, et secondairement par diffusion autour de l'artère les lésions des organes voisins. Cette cause étant ordinairement la syphilis, un *traitement spécifique énergique* doit être institué.

TABLE DES MATIÈRES

Pages

INTRODUCTION   5

PRATIQUE CHIRURGICALE.   11

STATISTIQUE   37

RÉSULTATS DE LA STATISTIQUE   45

OBSERVATIONS   61

Tumeur de la parotide.   61
Cancer du sein   63
Torsion intra-abdominale du grand épiploon.   69
Les résultats du traitement chirurgical de l'appendicite.   74
L'appendicite chronique dans l'enfance et l'adolescence   88
Le traitement des hernies étranglées inguinales et crurales par la
    hernio-laparotomie et la résection intestinale pratiquée au-dessus
    du collet de la hernie.   104
Les indications opératoires dans la lithiase vésiculaire   114
Prostatectomie transvésicale pratiquée d'urgence chez un vieillard de
    76 ans. Guérison   123
Hémorragies internes d'origine génitale.   127
Le traitement sanglant dans les fractures.   133
L'avenir des anévrismes externes guéris sans extirpation.   141

Imp. J. Thevenot, Saint-Dizier (Haute-Marne).

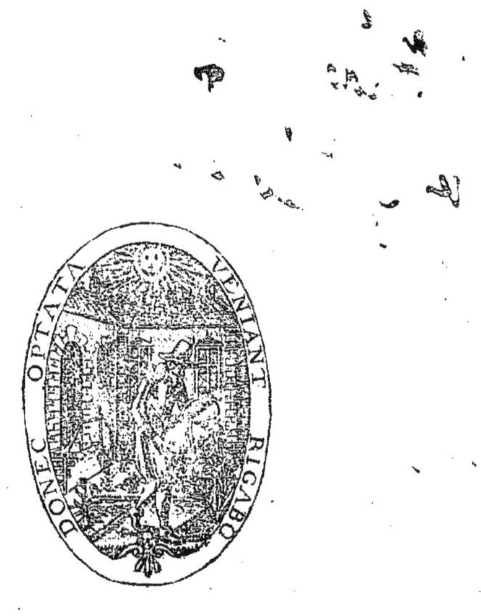
DONEC OPTATA VENIANT RIGABO